Sara Maranzana

Il mio universo dislessico

 Sviluppo Creativo

Supporto completo per autori indipendenti in Italia: servizi editoriali e

assistenza alla pubblicazione

www.sviluppocreativo.info

Prefazione

Un libro, un racconto di vita reale che sfugge e cade dalle mani come un gomitolo che inciampa nelle zampe di un gatto. Un gomitolo tutto tondo, perfetto come il mondo di Sara.

Un mondo avvolgente, protetto, accogliente, dove "un'amica molesta" entra a poco a poco ingarbugliando e complicando quel mondo magico e reale.

Una storia di normo diversità dove la Dislessia diventa un punto di forza, dove la fragilità, la volontà e la tenacia sciolgono i nodi aggrovigliati per trovare una linearità ammorbidita dall'amore per la vita e per sé stessi caricando il proprio "io" di ambizione e volontà per raggiungere i propri obiettivi. Volontà di provare a emergere nonostante le difficoltà.

Spronata da una vita che indipendentemente dalle condizioni, va vissuta appieno. Una volontà forte guidata dall'amore dei genitori che trovandosi ad affrontare uno spicchio di mondo sconosciuto, vengono condizionati nel modo di affrontare le difficoltà, spingendo Sara a scontrarsi con la dislessia come compagna di viaggio, rendendola partecipe di decisioni sofferte e sofferenti.

"Un'amica molesta" che diventerà complice e sostegno di Sara che si alzerà in volo leggera e colorata come una farfalla in un giorno di primavera, per posarsi serena su quel pezzettino di carta verde, l'ultimo, tenuto come un piccolo tesoro ma il primo di un'infinità di sfumature verdi.

Verdi come la speranza e come l'equilibrio ritrovato tra la dislessia e sé stessa.

Introduzione

Ho sempre pensato di voler vivere intensamente la mia vita, ma come potevo immaginare che sarei arrivata fin qui?

Da quando ho memoria, per me è sempre stato tutto così movimentato! Un po' come quando prendi un gran bel respiro dopo l'apnea... Mi sentivo soffocare: un fardello troppo pesante sulle mie spalle e spesso non sapevo come sorreggerlo.

Avrei sempre voluto essere una farfalla, leggera e colorata in un giorno di primavera, diventare così piccola per poter volare via dalle situazioni scomode, quelle situazioni in cui nessuno ti capisce veramente. Molte volte avrei voluto ascoltare solo il rumore delle foglie e sentire il profumo meraviglioso dei fiori, davanti ad un bel tramonto.

Avrei voluto correre nei boschi, dormire nel silenzio assoluto dei rifugi di montagna sotto un cielo di stelle in piena estate.

Invece sono qui, io, un esserino insignificante, un puntino in questo enorme mondo che si dispera per la sua inadeguatezza.

Ma un giorno mi sono resa conto che qualcosa stava cambiando, sentivo che la tempesta era finalmente passata, le ferite ormai cicatrizzate e tutto il dolore si era trasformato in soddisfazione. Finalmente mi stavo prendendo la rivincita sulla mia adolescenza da dislessica.

Ricordi d'infanzia

Tutto iniziò da piccola. Ancora oggi basta un flashback che mi riporta indietro nel tempo, alla mia infanzia, a farmi soffrire. Non capivo che cosa stesse succedendo, non capivo il motivo del dolore che provavo.

Tutto è sempre girato intorno alla mia dislessia. Ha segnato tutta la mia vita e quella dei miei genitori, in ogni sua sfumatura, in ogni suo dolore e soddisfazione.

Mi ricordo ancora quel giorno, era il primo settembre 1997: sole, nuvole di zucchero filato e il cielo blu, il profumo di estate e tanti fiori, mamma mi teneva la mano, io avevo uno zainetto giallo e verde, due dei miei colori preferiti. Era il mio primo giorno di asilo, sentivo tanto rumore provenire dal portone, più ci avvicinavamo e più il rumore aumentava.

La mamma disse che sarebbe tornata a prendermi presto, ma

io volevo solo tornare a casa con lei, provai a piangere, ma lei con lo sguardo dolce mi disse che avrei potuto giocare e divertirmi con gli altri bambini, anzi, era sicura che al termine della mattinata io non sarei più voluta tornare a casa.

La mia cara mamma si sbagliava, non mi piacque affatto andare all'asilo: troppi bambini, troppo rumore e giochi che a me non interessavano.

Mamma e papà trovavano sempre un modo per convincermi a rimanere. Mi dicevano che se avessi fatto la brava, avrei potuto fare merenda con il gelato, che io adoro, così, anche se i bambini e le maestre non mi stavano simpatici, ogni volta che chiudevo gli occhi, pensavo al mio gelato con un biscotto sbriciolato sopra, nella mia solita tazza blu, mi rassegnavo e rimanevo. Naturalmente, le loro regole prevedevano che io restassi all'asilo senza piangere, non specificavano che dovessi fare amicizia.

Le maestre dicevano che ero una bambina molto educata e tranquilla, ma che, secondo loro, a scuola vivevo tutto il tempo in una bolla, che non volevo fare amicizia e mi staccavo sempre dal gruppo per giocare da sola, che interagivo solo quando pitturavamo o costruivamo qualche oggetto.

Le maestre avevano ragione: io ero una bambina molto semplice, come potevano pensare che preferissi passare del tempo a scuola, quando avrei potuto stare a casa con i nonni?

A casa ero una bambina molto solare, adoravo travestirmi, mi piaceva l'idea di avere un'altra identità e di assomigliare a qualcuno che non fossi io: occhiali grandi, tanti braccialetti colorati, vestiti stravaganti fatti di lenzuola vecchie e grembiuli. Io vivevo in un paese di campagna, la mia casa si trovava poco fuori dal centro di una cittadina di 5000 abitanti, un cortile grandissimo con due giardini, tre grandi cani e un orto bellissimo. I nostri vicini di casa erano i miei amati nonni, un garage di legno per le macchine ed un grande campo dietro casa dove il nonno aveva iniziato a fare l'orto, con tanti alberi di pesco e fichi, che ogni estate ci regalavano dei frutti buonissimi.

Da piccola non volevo mai andare al parco giochi o all'oratorio, preferivo giocare nell'orto con il nonno, aiutarlo nelle sue mille faccende, raccogliere patate e pomodori. Lo aiutavo a spazzare le foglie in cortile, mi ha insegnato a legare e a potare le viti, invece con la nonna raccoglievamo i funghi che lei poi, con tanto amore, ci cucinava per pranzo.

Il nonno inventava sempre qualcosa per me; con una corda e una tavola di legno mi aveva costruito un'altalena, con il salice mi aveva fatto un arco con cui giocavamo a freccette. Insomma, a casa ero molto più felice e andavo all'asilo solo per accontentare i miei genitori.

Io e mia nonna preparavamo le *bugie*, i ravioli e i cannelloni per la domenica: aveva così tante scorte che due freezer non le bastavano mai. Mio nonno le portava il piano di lavoro per fare la pasta, lei prendeva la grande *arbanella* di farina e, senza usare bilance, la versava sul tavolo, poi rompeva le grandi uova che facevano le galline nel pollaio vicino al capanno, una manciatina di sale e iniziava a impastare dall'interno incorporando poi tutta la farina, fino a che la superficie non diventava liscia e soffice.

Quando andava a lavarsi le mani, io annusavo il suo impasto, non dimenticherò mai quel profumo, così genuino. Lasciava la pasta a riposare, poi la stendeva a mano e, con il suo ripieno segreto, creava dei piccoli ravioli. La domenica ci riunivamo tutti e ne mangiavamo piatti stracolmi.

Una volta alla settimana preparavamo il pane. Tre o quattro ore prima, il nonno accendeva il fuoco in un vecchio forno vicino al capanno, la nonna nel frattempo preparava l'impasto e lo lasciava riposare sotto alcune coperte, mi lasciava sempre un po' di impasto con cui potevo sbizzarrirmi a creare delle formine. Io ne mangiavo sempre un pezzetto, di nascosto, e con il restante cercavo di fare delle pagnotte simili alle sue, ma non ci riuscivo, allora creavo degli animaletti o dei cuoricini che la sera doveva mangiare il mio povero papà.

Una volta che l'impasto era lievitato, e il forno secondo l'occhio esperto del nonno era pronto, lo portavano in cortile e con un taglierino incidevano una linea su tutte le pagnotte e lo infornavano. Non vi dico che pane meraviglioso usciva da quel forno a legna e che profumo si diffondeva per tutta la casa!

Mentre il pane cuoceva, pregustavo il momento in cui, a colazione, lo avrei tuffato nel caffelatte (mamma usava sempre il microonde, ma la nonna d'inverno lo faceva bollire ancora sulla stufa a legna e veniva sempre più buono) o, a merenda, gustato con la marmellata preparata con la nostra frutta. Mamma e papà dovevano lavorare tanto, ma erano dei genitori presenti, la sera si stava tutti assieme e il sabato e la domenica facevamo sempre qualcosa di bello per divertirci, facesse caldo o freddo, andavamo sempre da qualche parte.

I primi dubbi

Avevo quattro anni, quando mamma e papà ebbero i primi dubbi. Volevano insegnarmi le preghiere e io ogni sera puntualmente sbagliavo, non ricordavo né le parole, né la sequenza. C'era una specie di "buco nero" che ingoiava quasi tutte le parole della mamma e me ne lasciava solo una parte.

Mamma mi chiedeva come fosse possibile che partissi da metà e non dall'inizio, eppure nella mia testa quella sembrava la sequenza giusta.

Sera dopo sera, mese dopo mese, però, riuscii a ripetere le preghiere esattamente e i miei genitori sembrarono sollevati. Ma intanto stava nascendo la mia avversione per i libri. Io odiavo i libri, non volevo che i miei genitori mi leggessero le favole perché perdevo subito la concentrazione e non riuscivo a seguire il racconto. Da bambina ho sempre adorato il Natale, la

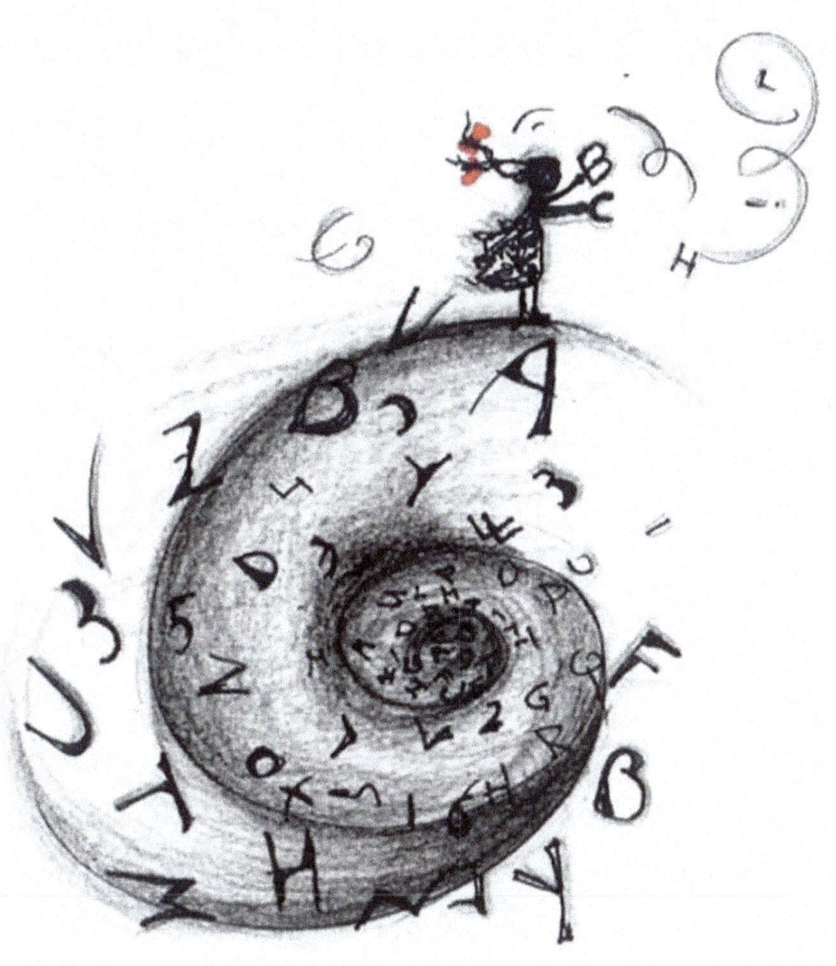

mamma mi comprava dei bellissimi cartoncini colorati con tanti disegni natalizi e mi aiutava a scrivere le lettere a Babbo Natale. Non scrivevo lettere lunghe, non ho mai chiesto tanti regali, avevo già tutto quello che desideravo, ma una cosa era chiara, Babbo Natale doveva sapere che non volevo libri, così lo scrivevo proprio grande: "No libri, per favore!!"

Quando ricevevo i regali ancora impacchettati, mi piaceva immaginare il loro contenuto, ma quando capivo che poteva esserci un libro, non volevo neanche aprirli. Non mi interessava che fosse la fiaba di Cappuccetto Rosso o la storia di Lilly il vagabondo, era proprio il libro che non volevo.

Avevo cinque anni, quando a Natale vidi arrivare mia zia con il suo regalo, lo presi e mi venne il magone perché immediatamente capii di che cosa si trattava. Lo aprii, ringraziai, ma senza vergogna mi avvicinai all'orecchio della zia e precisai che avrebbe dovuto dire a Babbo Natale di non portarmi più libri e che, nel caso fossi stata cattiva, il carbone sarebbe andato benissimo.

***

Da piccolina mi ero innamorata del nuoto, riusciva a mandare via tutti i brutti pensieri, mi piaceva la sensazione dell'acqua che scivolava sulla mia pelle, il brivido dopo aver messo giù il primo piede. Capivo che la mamma faceva un grande sforzo, lavorava tanto, ma per darmi questo piacere, mi portava in piscina tre volte la settimana, a 30 km da casa con la sua Lancia Y 10 di un rosso sbiadito, consumata dai chilometri.

Mamma ci teneva molto che andassi, pensava che mi avrebbe fatto bene, ma soprattutto, siccome lei non sapeva nuotare, non voleva che anch'io avessi paura dell'acqua.

All'inizio, in piscina, mi sentivo molto a disagio: anche lì restavo chiusa nel mio mondo e non lo volevo condividere. Forse ero ancora troppo piccola, cercavo sempre di copiare quello che facevano gli altri, ma i risultati non erano dei migliori.

La mamma sedeva dietro ad un vetro con le altre mamme, leggendo la sua raccolta di Harmony, alzava la testa ogni tanto per vedere se ero ancora a galla e mi mandava un bacio, poi tornava a leggere.

Ricordo ancora una delle mie prime lezioni: l'istruttore voleva vedere quanto eravamo coraggiosi così, dopo un paio di vasche, ci fece uscire dall'acqua e ci portò dal trampolino, era basso, un trampolino mignon. Io avevo tolto i braccioli solo dall'estate, ma papà mi faceva sempre tuffare dalle sue spalle, l'istruttore chiese chi volesse tuffarsi per primo e, visto che nessuno si offriva, lo feci io. Ero un po' spaventata dalla mia audacia e, sinceramente non volevo fare una brutta figura, così presi coraggio, misi i piedi uniti sul bordo del trampolino e, al segnale dell'istruttore, con tutta la forza delle mie gambe, saltai. In quel momento mamma alzò lo sguardo, vedendo il mio tuffo, buttò di colpo il libro a terra e iniziò a sbattere i pugni sul vetro urlando: «Annega, annega!»

Una volta emersa, vidi che aveva tutti i capelli dritti ed era tutta rossa in viso: quante risate quel giorno, raccontandolo a papà! Dopo il nuoto, avevo sempre una fame spaventosa, ricordo ancora il gusto di quel panino con il prosciutto, preparato dalla mamma: non ho mai più mangiato un panino così buono.

Gli anni passavano e tutto andava bene, ero una bambina felice, un po' rompiscatole e troppo selettiva nelle amicizie, ma in fin dei conti ogni bambino è diverso e nessuno aveva notato nulla di particolarmente preoccupante in me.

Iniziai le elementari nel 2000, gli anni zero, i primi due anni trascorsero bene, cercavo di dare meno preoccupazioni possibili ai miei, a me piaceva la scuola, mi piaceva sedere al primo banco per seguire meglio le lezioni.

Passavo le estati al mare con mamma e papà, o a volte al fiume con i nostri amici di famiglia, Stefania e Claudio e la loro bambina Irene, di due anni più piccola di me.

Ci divertivamo molto: loro sono un po' come i miei secondi genitori e Irene un po' come una sorella, le voglio davvero bene. Al fiume passavo le domeniche migliori, le giornate più belle della mia vita, ci portavamo il pranzo al sacco, facevamo il bagno in un'acqua fresca e limpida e tuffi meravigliosi dalla scogliera con il mio babbo. La mamma era sempre preoccupata, ma, se c'era papà, tutto era sotto controllo.

La domenica mattina ci fermavamo al supermercato e la mamma mi comprava sempre le mie cose preferite, i biscotti che piacevano a me e il tè al limone. Le giornate passavano tra l'aroma del caffè, la puzza dei nostri cani dopo il bagno e tante risate.

Quando andavamo al mare, eravamo sempre in compagnia della sorella di mia mamma. Mia zia Teresa, che aveva la casa al mare a sua disposizione grazie ad un'amica, ci invitava nei weekend, così andavamo sempre in spiaggia a giocare con la sabbia, facendo formine, castelli e piste per le biglie.

Papà giocava con me in acqua, quando c'erano le onde grandi ci divertivamo a cavalcarle, oppure nuotavamo fino alla boa, molte volte prendevamo anche il pedalò e gironzolavamo solo io e lui.

Pizza e bugie per incominciare

Da bambina mi piaceva molto stare con la nonna mentre cucinava, ma quasi sempre mi limitavo a guardare. Finalmente arrivò il mio turno per fare qualcosa con lei e iniziammo con le bugie. Cercai di impastarle come avevo sempre visto fare a lei, ma non fu affatto facile.

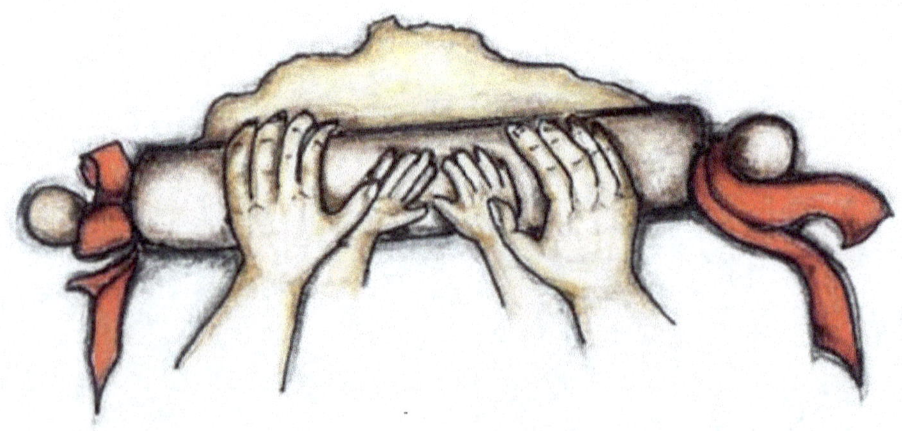

Avevo le mani tutte imbrattate di pasta che non si staccava, lei mi aiutò a pulirle e in pochi minuti riuscì a rimediare a tutto il pasticcio che avevo fatto. Ripulì subito il ripiano e iniziò a stendere l'impasto, molto fine, con l'aiuto della macchina per tirare la pasta. Naturalmente io la aiutavo a girare la manovella e poi con la rotella rigata facevo le *bugie*, grandi rettangoli tagliati in mezzo, che poi venivano fritte.

Mi piaceva tanto guardare la nonna friggere: le *bugie*, a contatto con l'olio, facevano subito tantissime bolle e ritornavano a galla belle gonfie.

Preparavo l'impasto anche per la pizza: era bellissima la sensazione della farina tra le dita. Come sempre, la nonna mi aiutava e poi ci sbizzarrivamo con il pomodoro e gli altri ingredienti. Ero felicissima quando il nonno mi faceva i complimenti e diceva che era buonissima.

La scuola, un ostacolo grande come me

I problemi si presentarono con l'inizio della terza elementare: avevo difficoltà con le operazioni in colonna e non sapevo ancora leggere.

All'inizio si dava la colpa sempre a qualcos'altro, ma era evidente che c'era un problema di fondo che, però, le maestre non affrontavano seriamente.

I voti erano sempre molto buoni e i colloqui eccellenti, eppure io non sapevo leggere e mamma e papà erano sempre più preoccupati e arrabbiati con me.

La mia classe era molto rumorosa, io adoravo sedermi al primo banco, ma puntualmente le maestre facevano spostare i bambini più indisciplinati davanti e io mi trovavo sempre in fondo all'aula, con compagni che mi rubavano le penne e le matite, parlottavano continuamente e io non riuscivo a concentrarmi. Ogni mattina mi alzavo con il mal di pancia, non volevo andare a scuola e passare altre otto ore in quella classe, ma la mamma non mi faceva saltare una lezione, diceva che l'istruzione è importante, e, ai suoi occhi, le mie proteste sembravano semplici capricci.

Quell'anno fu terribile: stavo male, avevo una grande confusione nella mia testa e sembrava che il mio cervello non collaborasse. La mamma era sempre molto nervosa quando doveva correggere i miei compiti, papà ogni tanto prendeva le mie difese, ma io mi sentivo incompresa dal mondo. Iniziai a pensare che i miei genitori non si meritassero una figlia così, non capivo che cosa stesse succedendo e non riuscivo a trovare una soluzione, mi sembrava di vivere in apnea.

Ero cresciuta circondata da tanto affetto: mamma e papà sono sempre stati dei genitori meravigliosi che mi hanno sempre tanto coccolata, così come i nonni e le zie, era sempre stato tutto così perfetto e ora sembrava che tutto questo venisse spazzato via.

La cosa buffa era che a me la scuola piaceva molto, ma mi stavo accorgendo che, pur cercando di seguire tutte le lezioni, capivo e rendevo meno di un bambino che disturbava. Ero davvero confusa, il tunnel diventava sempre più profondo e la memoria non mi aiutava: bastava pensare ad altro che tutto quello che avevo ascoltato, svaniva.

Ad un certo punto, vedendo che da sola non ce l'avrei fatta, la mamma iniziò ad aiutarmi dedicandosi a me ogni giorno dopo il lavoro e obbligandomi a studiare. Io la trattavo male, ma solo ora so che lo faceva per il mio bene: *lei è stata la mia luce in fondo al tunnel e il mio babbo il collante della nostra vita.* Mi ricordo ancora con quanta passione cercò di spiegarmi il Big Bang.

Era una domenica e, appena terminata la colazione con la mia solita tazza di latte caldo, la mamma volle che iniziassi subito a studiare, dicendo che a mente fresca avrei imparato meglio e che al pomeriggio avrei potuto giocare tranquillamente. Davanti al camino acceso, iniziò a fare delle grandi palle di carta, io la aiutavo con il nastro adesivo e la colla. Erano di tante dimensioni diverse, le colorammo di bei colori sgargianti, poi la mamma le prese tutte con le mani e iniziò a lanciarle in aria.

Mi dimostrò, così, come il mondo era nato, con un "grande scoppio", riprendevamo le palle e le ributtavamo in aria, poi con molta calma mi lesse la lezione. Dopo ore e ore a ripetere, finalmente riuscii a tenere a mente qualcosa. Il mio cervello era come uno scolapasta, se le informazioni non erano solide, svanivano subito.

Per matematica mi dava una mano papà, lui era molto bravo e me la spiegava meglio della mia insegnante: era bello fare i calcoli con lui. Ormai casa nostra era diventata un laboratorio.

Una sera andai nella mia cameretta dopo aver fatto tanti

capricci, ma papà mi aveva preparato una sorpresa. Era tutto buio, ma intravedevo una luce strana, entrai e vidi l'armadio di legno, che si trovava davanti al mio letto, ricoperto di stelle fosforescenti, di diverse dimensioni, con la luna e i pianeti. Io facevo fatica a dormire al buio perché molte volte facevo brutti sogni. Da quella sera mi sentii protetta e, proprio grazie a quelle stelle, facevo sogni tranquilli. Capii solo dopo che sarebbero tornate utili per scienze.

Per geografia la mamma mi aveva comprato un poster enorme che raffigurava l'Italia e il mondo e teneva un'intera parete della cucina. Nel primo cassetto della credenza c'erano delle macchinine e delle piccole navi magnetiche e, quando dovevamo studiare geografia o storia, le spostavamo sul poster. Avevamo incominciato a capire che le informazioni mi rimanevano in mente solo se le sperimentavo direttamente, studiate sui libri si dissolvevano in un attimo.

Siccome in italiano e in matematica avevo più difficoltà, la mamma tappezzò tutte le porte e gli specchi di casa di fogli con la declinazione degli aggettivi e le tabelline. Ogni volta che mi lavavo, vedevo le tabelline sullo specchio del bagno, e pensavo: "Fra poco, non riusciremo manco più a guardarci allo specchio".

Ogni libro era ricoperto di linee di vari colori, ognuno aveva un suo significato, per dividere le informazioni. Mi piaceva tanto sottolineare, cerchiare e quadrettare le parole più importanti, anche se avevo pochi risultati: la dislessia stava "mangiando" tutta l'energia dei miei genitori e pure la mia, ma non lo sapevamo ancora.

Nascondino, un labirinto senza uscita

Nei primi mesi di terza elementare, dopo pranzo, quando mia mamma andava a fare un riposino, io mi nascondevo per non farmi trovare. I compiti erano diventati più pesanti e avevo sempre più pagine da studiare, allora mi nascondevo sotto i letti, dietro le porte, a volte in giardino dietro agli alberi. Il risultato era che quando la mamma mi trovava, mi sgridava ben bene e io dovevo eseguire comunque i compiti.

Fortunatamente la mia parte creativa mi salvava. Mamma e papà mi avevano regalato un tavolino bellissimo, giallo con le gambe blu, sul quale avevo ammucchiato colla vinilica, pezzi di giornale rubati al nonno, carta igienica, pezzi di cartone, colori, tempere, pennelli di diversa misura e carta colorata.

Guardavo molto i programmi televisivi come Art Attack,

così, finiti i compiti potevo sbizzarrirmi e rilassarmi. Mi sedevo al mio tavolino e iniziavo a pasticciare creando interi castelli, vasi con la creta, pergamene, coccodrilli, le lettere giganti del mio nome e molto altro. Da piccolina ero un'accumulatrice pazzesca di carte di caramelle e carta colorata. Avevo la mania di non sprecare le cose, anche quelle più insignificanti, ogni volta che utilizzavo un pezzetto anche solo di carta verde, il mio colore preferito, e che stava per finire, lo tenevo da parte, avevo il terrore finisse e che non se ne potesse ricomprare. Terrorizzata da questo a volte li nascondevo pure per poi dimenticarmeli.

La mamma continuava ad aiutarmi, però non riusciva a fare tutto da sola e io la vedevo sempre più stanca e nervosa. Allora si rivolse ad alcune amiche o maestre di amici che venivano a farmi ripetizioni, alcuni pomeriggi la settimana.

Ci sembrava di essere in un labirinto: provavamo a imboccare strade diverse, ma arrivavamo sempre davanti a muri altissimi, invalicabili. Continuavamo a chiederci come fosse possibile che io sbagliassi sempre le stesse cose, non capivamo, io meno di loro, dove fosse il problema.

Facevo troppa fatica a leggere, le lettere ballavano appena riflettevano sulla mia pupilla, riconoscevo le parole, ne capivo il significato, ma, appena guardavo la parola successiva, quella precedente non usciva corretta dalla mia bocca.

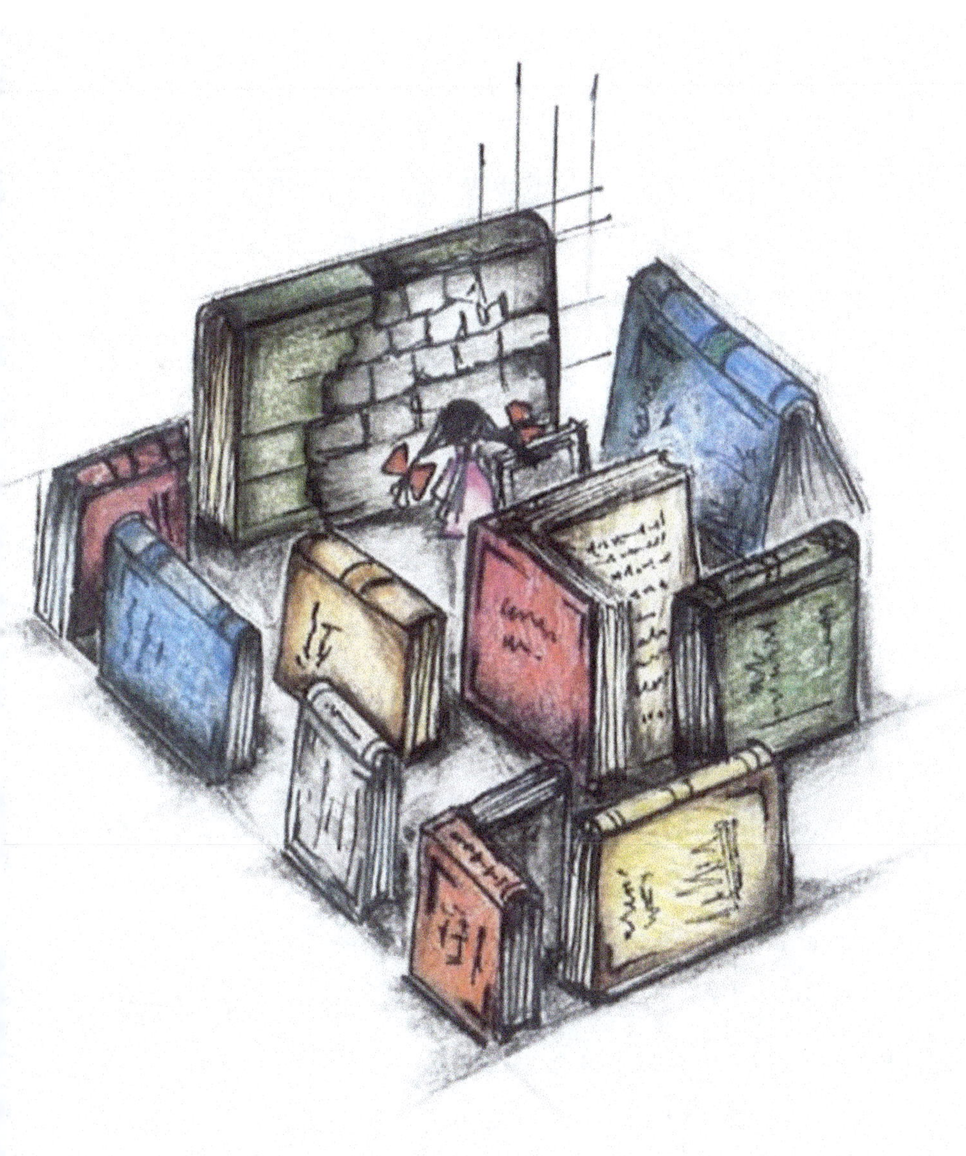

Un giorno i miei genitori si arrabbiarono così tanto per la mia lettura balbuziente che presero un registratore e mi fecero leggere la fiaba di "Biancaneve e i sette nani". Ogni volta che finivo una pagina, mi facevano riascoltare la mia voce: che brutto sentirla! L'agonia continuava per la pagina successiva e, come se non fosse abbastanza, poi dovevo scriverla e lì incominciava un trenino di errori.

La sera ero distrutta, l'odio per la lettura aumentava, stavo cadendo in depressione, stavo male ed era evidente a tutti.

Le mie braccia erano piene di morsi e di lividi che mi facevo da sola, dalla rabbia improvvisa davanti ai libri, con la testa china mettevo le labbra sull'avambraccio appoggiato al banco e a volte senza accorgermene mi lasciavo il segno dei denti da quanto stringevo forte, questi poi sarebbero diventati lividi ma il male non lo sentivo affatto.

Mangiavo le unghie e mi facevo sanguinare le pellicine, molte volte mi sedevo in un angolo con un giornale e iniziavo a fare dei coriandoli microscopici di carta strappandoli con cattiveria uno ad uno. Ero davvero arrabbiata con tutti, odiavo tutti, e tutto nasceva dal mio odio per la lettura.

Diventai molto pasticciona e disubbidiente, a volte capitava che prendessi delle sculacciate, ma io gridavo che ero di ferro e che nessuno mi avrebbe piegata, gridavo che non sentivo dolore e che potevano sculacciarmi quanto volevano, ma io non mi sarei rotta. Molto spesso la mamma mi portava a casa di amici che avevano figli della mia età, ma io ero molto selettiva e non volevo mai giocare con loro, avrei voluto solo stare a casa e non vedere nessuno.

Le uniche persone che volevo erano i nonni o mamma e papà. Io e papà facevamo molte cose assieme, così la mamma si poteva riposare. Andavamo a pescare, andavamo a cercare i funghi e a raccogliere le castagne, i miei occhietti piccolini avevano una vista eccezionale. Papà mi aveva comprato una canna da pesca e, dato che è carrozziere, aveva colorato tutto il manico di arancione e vi aveva inciso il mio nome. Andavamo sia al fiume che in riva ai laghi, lui faceva sempre lunghi lanci, io solo ad un metro da me, ma liberavamo sempre i pesci che avevano abboccato.

A volte rimanevamo tutta la sera, con gli *starlight* verdi sulla punta della canna per vedere i movimenti. Noi coricati su dei teli a guardare le stelle.

Mi piaceva passare del tempo con papà all'aria aperta, ogni volta si inventava qualcosa di bellissimo da fare, a volte pur di stare assieme lo aiutavo nei suoi lavori. I miei genitori mi hanno sempre insegnato qualcosa, erano molto severi, ma da loro ho capito cos'è la costanza, il non arrendersi, lo stare seduti a tavola, il volersi bene, la fiducia, la sincerità, l'amore e il valore delle cose guadagnate con fatica.

D'estate, papà mi portava in moto, mi aveva comprato un casco integrale bellissimo, e sfrecciavamo insieme per le colline. Aria buona e pulita ed io stretta a papà, cosa poteva esserci di più bello?

Mi piaceva stare con i grandi, ascoltare i loro discorsi, le loro chiacchiere mi rilassavano mentre con i bambini non riuscivo a giocare.

Finita l'estate, facevamo la vendemmia ed io stavo sempre nella vigna del nonno, mi piaceva staccare i grappoli e pestare il mosto con i piedi, c'erano anche i miei cugini e ci divertivamo come pazzi.

Adoravo mangiare il gelato, andavo matta per il pistacchio, la mamma voleva che mi prendessi le mie responsabilità e andassi a comprarlo da sola, così mi dava i soldi, mi lasciava davanti alla gelateria raccomandandomi di prendere il resto giusto. Siccome ero molto timida, volevo che mi accompagnasse, ma lei non cedeva; a volte facevo così tanti capricci che non lo compravamo affatto.

Ogni giorno a scuola venivo presa in giro non solo dai compagni, ma anche dalle maestre, così tornavo a casa sempre triste.

La maestra di italiano mi faceva dei grandi cerchi sulle "h", cerchi rossi e marcati, leggeva in classe a voce alta, ridendo, i miei testi zeppi di errori. Gli altri bambini si prendevano gioco di me ed io avrei solo voluto sparire. Un giorno, in particolare, ero stata talmente umiliata che, appena scesa dal pulmino, non trattenni più le lacrime e, camminando verso casa, scoppiai in un pianto dirotto. Sulla stradina di casa incontrai papà in macchina, fece per salutarmi, ma appena incrociammo gli sguardi, lui notò subito i miei occhi rossi, si fermò e mi portò a casa.

La mamma mi abbracciò, molto delicatamente mi asciugò le lacrime e piano piano mi calmai. Raccontai che a scuola non avevo mai provato tanta umiliazione: la maestra di matematica aveva corretto la mia verifica e, gridando di essere stufa dei miei troppi errori, mi aveva detto di andare nella classe della seconda elementare per farli correggere, con i libri in mano mi ero avvicinata alla porta d'uscita ma lei con fare molto spazientito mi aveva detto di tornare al mio posto. Io lo feci con la testa bassa, gli occhi pieni di lacrime e non mi alzai più fino all'ora d'uscita.

Una molesta compagna di viaggio

Mia mamma era sempre più preoccupata ed io sempre più stressata: avevo sovente mal di pancia, passavo lunghe serate a piangere dal dolore ed ero sempre senza voce. La mamma iniziò a preoccuparsi veramente e mi portò a fare delle visite per capire da dove potessero arrivare tutti quei malesseri. Dopo vari accertamenti e visite dall'otorino e da altri dottori, il nostro pediatra arrivò alla conclusione che tutto era nella norma: avevo solo una disfonia funzionale alle corde vocali, invece il mal di pancia risultava essere psicosomatico.

Insomma, nulla era stato risolto.

Alcuni amici ci indicarono un neuropsichiatra, che, a sua volta, ci mandò da una psicoterapeuta per fare dei test. Al primo appuntamento, mi fece una domanda scomoda, una domanda che nessun bambino dovrebbe ricevere: *mi chiese se i miei genitori mi picchiassero*. Immediatamente mi si creò un nodo alla gola, le risposi solo: «No, mamma e papà mi vogliono bene!» Dopo un'ora, tartassata di domande e di esercizi strani, di memoria e di lettura, uscii e piansi per tutto il ritorno a casa.

La settimana successiva avevamo l'appuntamento con il neuropsichiatra per l'esito dei test. Io, seduta in mezzo a mamma e papà, avevo le mani sudate, (forse stavamo per arrivare ad una conclusione), quando il medico, guardando i miei genitori, disse che ero dislessica!

Nessuno di noi aveva mai sentito quel termine. Il dottore iniziò a spiegare che era un disturbo ereditario, papà impallidì e d'istinto disse che sicuramente era tutta colpa sua, conoscendo quanto fosse brillante la mamma.

Immediatamente la mamma iniziò a piangere, io ero lì, seduta, in silenzio, a guardare il pavimento. Sentivo il cuore spegnersi ad ogni parola e non riuscivo a pensare a nulla se non al fatto che, se non fossi mai esistita, tutti quei problemi non ci sarebbero stati.

Trascorsi tutto il viaggio verso casa in silenzio, guardando fuori dal finestrino, mamma e papà erano seri, non parlavano neanche fra di loro. Dopo cena, andai subito a dormire, avevo la mente stanca e confusa: quella notte segnò la mia infanzia.

Era impossibile dormire, continuavo a girarmi e rigirarmi nel letto, ma ad un certo punto sentii bisbigliare dalla cucina ed allora mi alzai e passai ore seduta sull'ultimo scalino vicino alla mia cameretta ad ascoltare i miei genitori disperarsi, a sentire le loro lacrime tagliarmi l'anima.

Parlavano a voce bassa e non capivo bene tutte le loro parole, ma sentivo che erano preoccupati per il mio futuro e di come avrebbero fatto a stare dietro a tutto. Erano molto turbati, papà continuava a dire alla mamma di non preoccuparsi, che sarebbe andato tutto bene, ma io mi sentivo sempre più una figlia inutile.

Pensavo di avere qualche malattia al cervello, continuavo a dondolare, avevo le mani tra i capelli, piangevo in silenzio per non farmi sentire.

Tutti quei problemi nello studio ora avevano un nome e lo aveva anche il mio dolore. Quello che non sapevo ancora era che la dislessia sarebbe diventata una molesta compagna di viaggio per la mia vita.

Rimasi su quelle scale fino a quando non ebbi più lacrime, iniziai a darmi pugni in testa, ero molto arrabbiata e sfogai su di me tutta quella rabbia.

Quella notte, però, feci una promessa, dovevo rendere mamma e papà fieri di me, orgogliosi; questa sarebbe stata la mia vera battaglia, avrebbe contato solo la loro felicità.

Era il 2003 e a casa non avevamo ancora il computer e nessun altro mezzo per cercare informazioni su questa patologia. I miei genitori ritornarono dal neuropsichiatra e gli rivolsero molte domande sul mio disturbo: volevano sapere tutti i dettagli possibili per affrontare al meglio la situazione.

Il neuropsichiatra, dopo averci consigliato una logopedista molto costosa, se ne uscì con una frase ripugnante: «Ognuno ha i figli che si merita».

Oggi, ripensando a questo avvenimento, provo ancora tanta rabbia e mi rendo conto come queste frasi dette senza rispetto e tatto possano aver contribuito in maniera negativa all'accettazione della mia dislessia durante gli anni.

Uno scivolo di parole

Fu una brutta botta per tutti, ma nonostante questo, passai una bellissima estate. Andai in vacanza con dei cari amici di famiglia, Claudio e Stefania; mamma e papà avevano aumentato le ore di lavoro, mi dissero di non preoccuparmi e di andare a divertirmi che noi tre insieme saremmo andati in vacanza più tardi.

Quell'estate, le vacanze con loro non arrivarono mai, avevo capito subito che dovevano risparmiare per pagare tutte le spese delle visite che avrei dovuto fare e le sedute dalla logopedista.

Il primo giorno dalla logopedista mi accompagnò la mamma, ma le altre volte restai sola con lei. Devo ammettere che all'inizio avevo sempre il magone, poi, lezione dopo lezione, mi abituai alla situazione.

Mi ricordo ancora le lunghe parole su un foglio bianco, dopo averle lette dovevo ricominciare e venivo cronometrata, facevamo molti esercizi di cui non capivo l'utilità. Finita la lezione, mamma tornava a prendermi e mi portava sempre un regalino o un ovetto di cioccolato: sapeva come tirarmi su il morale.

La logopedista mi dava sempre dei fogli con tantissime parole da leggere a casa, come se i miei compiti scolastici non bastassero. Mamma e papà si preoccupavano che le leggessi come minimo cinquanta volte, le dovevo leggere e rileggere per memorizzarle. La volta dopo mi cronometrava, intanto lei leggeva delle riviste e sembrava che non mi stesse a sentire affatto, allora io saltavo qualche parola, tanto mica le sapeva tutte a memoria.

Io non ho mai raccontato bugie, papà era troppo bravo a leggermi negli occhi, manco fosse un indovino. Per sbaglio un giorno raccontai questa cosa a mia mamma, dicendole che non volevo più andare. Lei si arrabbiò moltissimo, mi disse che spendevano tanti soldi ed io, facendo così, stavo solo fregando me stessa. Dovevo impegnarmi e farlo per me e per tutti i sacrifici che stavano facendo. Quel giorno appresi una grande lezione di vita.

La scuola era ormai iniziata, ero in quarta elementare e la situazione stava peggiorando. Ogni giorno tornavo a casa con delle impronte di scarpa sui quaderni, in aula c'era il caos e io ero dentro l'occhio del ciclone più che mai.

Un giorno la mamma mi mise di nascosto un registratore piccolo nello zaino, registrava per cinque ore. Il caso volle che quel giorno in classe fosse il peggiore di tutti. Tornata a casa, mamma prese immediatamente il registratore e premette play.

Ascoltando, la mamma aveva gli occhi pieni di lacrime, a papà friggevano le mani, non si aspettavano di sentire veramente quello che avevo passato per tutta la mattina. Capirono ancora di più il motivo dei miei lunghi pianti, dei miei mal di pancia e dei capricci per restare a casa.

Ascoltammo tutta la registrazione, c'era molto baccano, i miei compagni facevano sempre un casino enorme, la maestra continuava ad urlare come una matta mentre spiegava le frazioni, ma nessuno la ascoltava. C'erano alcuni miei compagni che urlavano: «Chi vuole caffelatte?»

Si sentiva il rumore delle sedie trascinate a terra, banchi cadere e i salti dei ragazzi da un banco all'altro. Avevamo solo due maestre che ricoprivano tutte le materie: a volte riuscivano a ottenere silenzio, ma durava ben poco.

Credo che sia normale perdere il controllo della classe, a volte sicuramente ero anche io a fare rumore come gli altri, ma sembravamo dei bufali impazziti. I miei compagni, però, imparavano molto più in fretta di me, io rimanevo sempre indietro e, dopo aver chiesto molte volte alla maestra di ripetere, lei mi rispondeva di copiare dalla mia compagna di banco.

Finita la registrazione, mamma e papà mi abbracciarono e andammo a comprare un gelato; vedevo nei loro occhi una grande tristezza, eppure cercarono di essere forti anche se tutto sembrava crollare.

I miei genitori credevano in me, pensavano che ce la potessi fare, ma io no, vedevo che più mi impegnavo più le cose andavano male, più cercavo di fare bella figura più mi rendevo ridicola. La logopedista iniziò a prendere molto a cuore il mio caso, controllò tutte le mie pagelle, tutti i miei compiti in classe e disse che non era possibile che il programma scolastico fosse così indietro rispetto a quello delle scuole del paese accanto.

A quel punto ci fece notare che sarebbe stato meglio cambiare scuola e ci consigliò di farlo dalle radici: cambiare circolo, maestre, compagni e direttrice.

Mamma e papà erano molto spaventati, secondo loro, trasferendomi ad anno scolastico già iniziato, avremmo fatto brutta figura in paese. La logopedista, però, spiegò alla mamma che era per il mio bene, che sarei migliorata perché gli insegnanti della nuova scuola erano molto validi.

Una penna verde tutta per me

I miei genitori ci pensarono a lungo, poi, ricordando tutti i miei pianti dopo la scuola, i lividi che mi provocavo e i continui mal di pancia, decisero che era la cosa giusta, volevano solo il mio bene. Qualche giorno prima delle vacanze di Natale andammo ad incontrare le maestre della nuova scuola. Passavamo per i corridoi e non si sentiva una mosca volare, entrammo in due classi durante le lezioni e tutti i ragazzi erano in silenzio, ognuno con il proprio quaderno e libro sul banco.

La mamma era entusiasta, le classi erano numerose, ma tutti si alzarono quando entrammo nell'aula e ci salutarono. La direttrice mi presentò e disse che presto avrei fatto parte di quella classe.

Poco tempo dopo, mamma e papà con la logopedista presero un appuntamento con le maestre della nuova scuola. Quel giorno la mamma mi disse che avrei cambiato scuola dopo le vacanze e dopo la pagella del primo quadrimestre.

La mamma poi mi raccontò che la direttrice della vecchia scuola non era per niente d'accordo, sosteneva che non mi avrebbe fatto bene cambiare scuola a metà anno e che avremmo fatto sicuramente un errore. Fece un mucchio di difficoltà per firmare i fogli del consenso per il cambio del circolo, ma dopo varie discussioni li firmò e li buttò in faccia ai miei genitori e da quel giorno non ci salutò mai più.

Mancavano due mesi al cambio della scuola e se prima non andavo a scuola volentieri, ora era ancora peggio: non solo la classe era ancora rumorosa, ma anche le maestre mi umiliavano sempre di più e mi prendevano in giro.

Un giorno la maestra di italiano dettò per un'ora, la mano mi faceva male, non riuscivo a stare dietro alle sue parole e, siccome non avevo il tempo di copiare dal mio compagno di banco, lasciai dei grandi spazi per aggiungere la parte mancante in un secondo tempo. Finito il dettato, guardai il mio quaderno e mi resi conto di aver fatto un gran pasticcio: le mie frasi erano tutte storte, le parole pendevano da una parte all'altra, avevo cancellato e riscritto sopra.

Nell'ora successiva, dovevamo andare alla cattedra uno ad uno, la maestra ci correggeva il dettato, spiegando gli errori davanti a tutti i bambini. Quel giorno io ero la prima, iniziò a

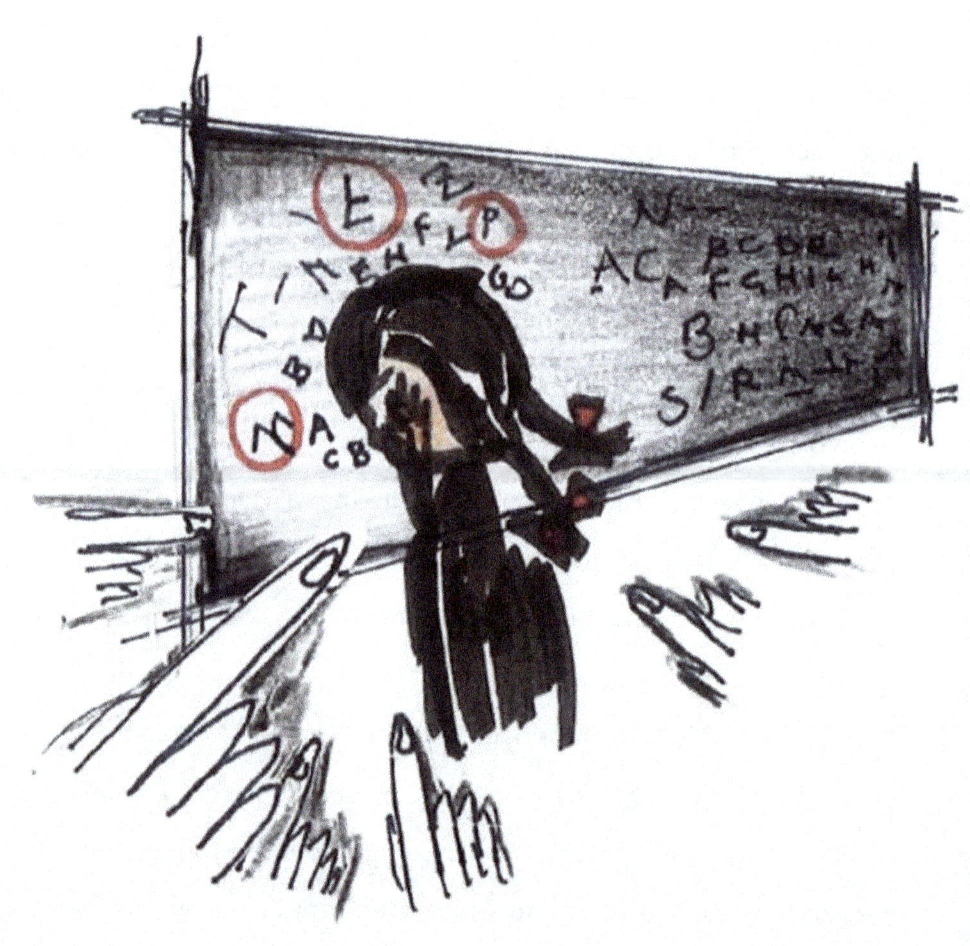

sottolineare, a cerchiare tutto in rosso e a commentare errore dopo errore. Tutti ridevano ed io ero lì, in piedi, mi sembrava di essere diventata lo zimbello di tutta la classe. Avevo il magone, volevo piangere, ma non avrei mai dato la soddisfazione di farlo davanti a loro, così, terminata l'ora, andai in bagno e non uscii più. Mi chiusi dentro, vennero in tre o quattro con la bidella, mi chiesero a gran voce di uscire da lì. Io gridai che non sarei riuscita se non avessi sentito la voce di mia mamma e così feci.

La settimana seguente durante l'ora di matematica, la maestra mi chiamò alla lavagna e mi interrogò sui compiti. Lei non sapeva che il mio caro babbo mi aiutava sempre e mi faceva capire bene quello che stavo facendo, così rimase sorpresa perché feci tutto giusto e mi mandò a posto.

Ma non era finita.

Ci fece fare altri esercizi e mi chiamò alla cattedra per correggerli. Ricordo ancora la sua faccia rossa, la ricrescita bianca dei capelli, che sicuramente era causata da me e dai miei compagni, mentre esclamava: «Ecco! Ecco! Quanti errori».

La mia logopedista le aveva consigliato di non sottolineare gli errori con la penna rossa ma di usare quella verde, perché sosteneva che il rosso mi avrebbe umiliata di più.

La maestra iniziò a sottolineare e a cerchiare gli errori con la penna verde, dicendo a voce alta che l'aveva comprata apposta per me perché ero dislessica. Alla fine alzò il quaderno rivolto verso i miei compagni e uno di loro esclamò: «Ma è tutto verde!» e tutta la classe fece una gran risata.

Le parole della maestra e le risate dei miei compagni mi fecero sentire piccola, sbagliata e in quel momento li odiai tutti. Dopo tanti anni le rammento ancora ora con molta amarezza.

Tutto il dolore che provavo ormai aveva un nome: *dislessia*. Nel 2004 non si sapeva neanche cosa fosse questo disturbo, tutte le riunioni sul problema per le maestre erano ancora facoltative, divennero obbligatorie solo nel 2010.

Finalmente, cambiai scuola e iniziai a prendere il pullman tutte le mattine. Solo dopo anni scoprii che per le prime settimane sia il nonno che una mia cugina seguivano la corriera in macchina per controllare, una volta scesa, che andassi a scuola senza problemi. Non avevano il timore che marinassi la scuola, sapevano che non l'avrei mai fatto, ma i miei genitori avevano solo paura che mi perdessi, o che sbagliassi tragitto per andare a scuola, perché non conoscevo il posto.

Già dai primi giorni mi resi conto che l'ambiente era diverso da quello precedente: tutto sembrava tranquillo, nessuno urlava o mi prendeva in giro, nessuno rideva dei miei errori. Iniziai a farmi i primi amici, avevo tanta paura, ma ero trattata finalmente con amore e con il rispetto che si merita una bambina di quella età. La maestra faceva leggere a tutta la classe, una riga a testa, le pagine di lezione che poi ci spiegava, quando arrivò il mio turno ero molto titubante, le mani mi sudavano, ero nervosa, sentivo la gola chiudersi, ma iniziai a leggere e nessuno rise. La maestra gentilmente mi chiese di rileggere, poi continuarono gli altri. Notai subito che i miei compagni leggevano meglio di me, beh era chiaro, ma per la prima volta non mi sentii sbagliata, anzi ero motivata a fare meglio.

C'era, però, un grande problema: io non sapevo quello che stavano facendo i compagni, la nuova maestra spiegava cose mai sentite prima, non riuscivo proprio a capire che parte del programma fosse. A volte mi facevano delle domande a cui non sapevo rispondere, non alzavo mai la mano per intervenire, le udienze si stavano avvicinando ed ero sicura che il giudizio sul mio apprendimento non sarebbe stato positivo.

Dopo aver sfogliato i miei vecchi quaderni, le insegnanti dissero a mamma e papà che la situazione era peggio di quello che pensassero! Pur essendo a metà della quarta elementare non sapevo tenere un righello in mano in modo corretto, non sapevo leggere e commettevo tanti errori nella scrittura.

Le mie nuove maestre, molto comprensive e competenti, capirono subito che avevo gravi lacune, non per colpa mia, e assicurarono che avrebbero fatto tutto il necessario per aiutarmi ad arrivare alla pari degli altri. Da quel giorno tutto, e dico tutto, cambiò. Passavo tutte le lezioni di ginnastica e informatica con queste due insegnanti a recuperare italiano e matematica.

Ripartimmo dall'inizio, con spiegazioni dettagliate di tutto il programma.

Mi costò davvero tanto rinunciare a quelle poche materie di svago per sostituirle con lo studio e tanti esercizi, ma in un paio di mesi recuperai molto bene e mi sentii sempre più sicura e accettata.

Dopo qualche mese, la scuola organizzò nella grande piazza del paese un mercatino dell'usato per noi alunni. Cercai a casa tutto quello che non mi serviva più, tutti i miei lavoretti di carta, le videocassette di film che non guardavo più e, con il tavolino che mi aveva costruito il nonno, andai a fare il mio mercatino.

Quel giorno la mia voce era bella squillante, parlavo molto con tutti e, per vendere le mie cosine, facevo pagare uno e prendere due. Le signore che passavano di lì compravano solo grazie alla mia parlantina e facevano i complimenti ai miei genitori perché avevano una figlia così intraprendente. Mamma e papà erano belli sorridenti, non mi vedevano così serena da tanto tempo; mio padre, fiero di me, disse che sarei riuscita a vendere la sabbia nel deserto e che un giorno quel pregio mi sarebbe tornato utile.

Finita la mattinata, contati i soldi, papà mi chiese che cosa volessi comprare. Era cambiata la moneta, ora c'era l'euro; io vedevo tanti pezzi di carta e pensavo che, sicuramente, non sarebbero bastati per comprare i miei roller preferiti. Nel pomeriggio partimmo subito per Serravalle, mi bendarono gli occhi, papà mi portò in braccio fino al negozio e mi comprò i più bei pattini da strada che avessi mai visto. Mi convinse che erano bastati i soldi che avevo ricavato, anche se sapevamo entrambi che non era vero.

L'arrivo del professore

La mamma non ha mai nascosto il mio problema, anzi ne ha sempre parlato con tutti, e, finalmente, la mamma di una bambina dislessica come me le consigliò un bravo neuropsichiatra.

Alla prima visita dal professore ero molto nervosa, un altro dottore da aggiungere alla lunga lista, pensavo, ma questa volta ero decisa a non fare brutta figura. Entrai nella stanza con i miei genitori e, mentre loro raccontavano tutta la mia storia, io mi guardavo in giro: un ufficio molto grande e freddo, tantissimi libri, uno scheletro e alle pareti tanti quadri con certificati.

Il professore aveva la faccia seria, ma buona, era pelato, con la barba nera e bianca. Vicino a lui, una donna con i capelli molto lunghi e scuri mi sorrideva, ma appena incrociavo il suo sguardo io guardavo subito a terra.

Ad un certo punto iniziai a seguire il discorso, il professore spiegava che la dislessia, o disturbo specifico dell'apprendimento (DSA), nel mio caso era caratterizzata da un deficit nell'apprendimento della lettura, della scrittura e del calcolo.

Spiegò che avrei dovuto affrontare un test di intelligenza e dei test specifici per l'apprendimento di tipo scolastico, "per inquadrare il funzionamento cognitivo approfondendo gli aspetti di attenzione, memoria e funzioni esecutive". Io non avevo capito nulla, sembrava stesse parlando un'altra lingua, pensavo solo che ero sotto esame per la centesima volta.

Dopo pochi minuti papà e mamma si alzarono, il dottore disse che dovevo fare i test da sola perché loro avrebbero interferito sulla mia concentrazione. Rimasi sola, le mani mi sudavano, avevo davvero paura, avrei voluto essere teletrasportata in braccio a papà.

Mi diede il primo foglio, dicendo che era un test multi componenziale e che ce ne sarebbero stati altri per stimare il mio livello intellettivo. Dovevo trovare soluzioni a figure che apparentemente erano senza senso, delle macchie nere su uno sfondo bianco. A me la fantasia non mancava, al mio programma preferito facevano sempre vedere degli schizzi di colore su un foglio dove poi si dovevano disegnare e ricalcare le figure che sembravano più corrette. Quell'esercizio mi piaceva molto e iniziai a raccontare quello che vedevo sul foglio.

Continuammo con test sulla memoria, la mia era pessima: mi fece vedere delle figure su dei quadretti di legno, prese il cronometro e mi chiese di memorizzarle. Peccato che, quando ritirò i mattoncini e mi chiese quali figure avessi visto, io non sapessi più che rispondere. Ancora una volta, non ero riuscita a fare bella figura. Nei test di cultura generale, con tutti i problemi che avevo avuto per la mancanza di insegnamento e il cambio di scuola, andai molto male. Il professore mi chiese di leggere, ma una forte fitta allo stomaco mi tolse la voce, poi mi fece scrivere e riassumere a voce quello che avevo letto. Nei test successivi era lui a leggermi un racconto ed io dovevo ripetere ciò che avevo ascoltato. Mantenere la concentrazione durante l'ascolto, per me, era sempre stato un problema: dopo pochi minuti, iniziavo a pensare al gelato che mamma mi aveva promesso e non seguivo più.

Per matematica mi fece fare dei calcoli a mente, a volte inventavo a caso la risposta perché non sapevo cosa rispondere. Il problema era che io non riuscivo a rispettare le sue tempistiche, avevo sempre bisogno di qualche minuto in più per pensare, mi sembrava tutto così veloce, sentivo il rumore del cronometro dentro la mia testa.

Quando i test finirono, entrarono i miei genitori, mi alzai di corsa dalla sedia e li abbracciai. Avevo le lacrime agli occhi, volevo andare a casa, loro mi chiesero di aspettarli fuori, di non fare i capricci che poi mi avrebbero accompagnato a prendere un gelato. Dopo mezz'ora mamma e papà uscirono tranquilli e, finalmente, tornammo a casa.

Durante il tragitto mi dissero che non sarei più andata dalla logopedista, ma che avrei iniziato delle nuove lezioni con Simona, la collaboratrice del professore, che mi avrebbe seguita passo dopo passo. Erano molto fiduciosi e mi promisero che presto tutto si sarebbe sistemato.

Pillole amare

Le cose non si sistemarono affatto: tutti cercavano di sconfiggere la mia dislessia ma non si rendevano conto che, nello stesso tempo, distruggevano la mia mente invadendo gli spazi della mia infanzia.

Sono stata seguita da Simona per ben tre anni e mezzo, gli anni più brutti della mia vita, anni di soli doveri, anni in cui quello che pensavo non era capito o accettato, gli anni più bui della mia dislessia.

Ero contenta che mi avessero riconosciuto quel disturbo, almeno ora aveva un nome tutta l'umiliazione che avevo provato quando venivo considerata solo capricciosa e pigra. Secondo me, però, tutti hanno sbagliato quando mi dicevano che dovevo sconfiggere la dislessia, anziché farmela accettare.

Tanti dottori, la diagnosi, le logopediste, il cambio di scuola, le vecchie e nuove maestre: non era la fine di un percorso, ma l'inizio di una strada che si rivelò faticosa e tortuosa, irta di ostacoli, piena di dolore, di lacrime e di voglia di soffocare. Mi sentivo schiacciata dalle responsabilità: andare bene a scuola, non fallire, non deludere mamma, papà e tutti gli altri intorno a me. Davanti a tutto questo io ero lì, spoglia, senza armi, non sorridevo più, restavo in silenzio e, per quanto mi sforzassi, non riuscivo a scorgere la luce in fondo al tunnel.

L'unica nota positiva di quel periodo così buio fu il cambio di scuola e di questo voglio ringraziare la mia logopedista per aver dato a me e ai miei genitori la forza di farlo.

La mamma mi portava da Simona ogni pomeriggio per due ore, cinque giorni alla settimana e ben presto considerai quelle lezioni come pillole amare prese ad orari precisi.

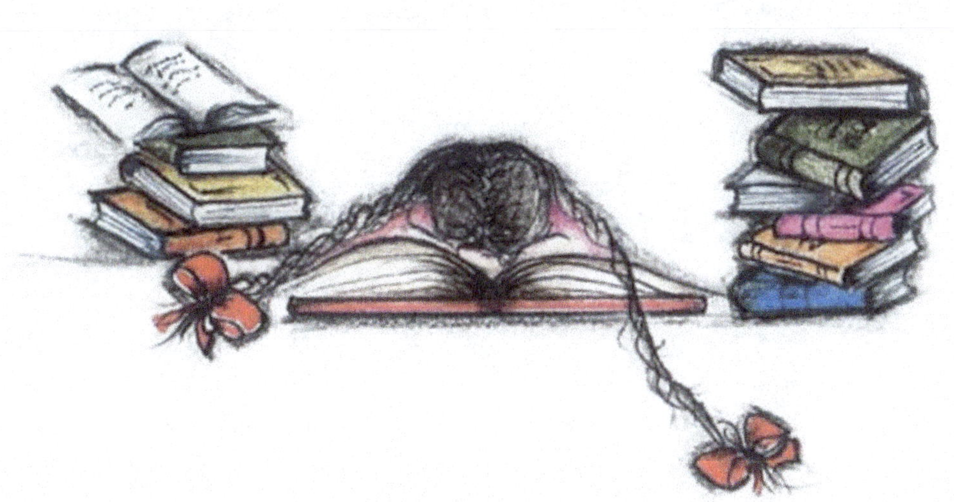

Mi lasciava a casa sua, ormai per me era diventata un'abitudine stare a casa della gente. Gli altri bambini al pomeriggio giocavano con gli amichetti, io invece andavo a scuola per la seconda volta nella giornata. Non importava che nevicasse, che stessi male o che volessi andare a fare una passeggiata, io ero lì, tutti i pomeriggi, per correggere la mia dislessia e ripassare tutto quello che la mattina avevo fatto a scuola. La mamma, che mi aiutava solo più nel weekend, aveva preso molto seriamente questo mio impegno, era diventata molto severa e attenta che non perdessi neanche una lezione.

Mi sentivo sempre più una bambina vuota, insignificante, che doveva fare solo quello che le imponevano gli altri e nessuno si metteva nei miei panni. A volte papà, anche lui dislessico, prendeva le mie difese, ma era inutile, io dovevo solo studiare e recuperare. Avevo la sensazione che tutti fossero un qualcosa in più di me: più intelligenti di me, più bravi, più sorridenti; era come essere sempre l'ultima in tutto, come ad una gara ad ostacoli dove io partivo con 10 metri in più da correre e con gli ostacoli più grandi degli altri, mi sembrava che la vita mi stesse prendendo in giro.

Dislessia, io ti sfido a duello

La mia giornata tipo iniziava alle 8, quando la nonna veniva a svegliarmi. Mamma e papà erano già andati al lavoro e la casa era vuota, mi preparavo, prendevo il mio zaino e il nonno mi portava a scuola ad Ovada. La scuola iniziava alle 8:30 e finiva alle 13:10.

Mi veniva a prendere papà, pranzavamo, avevo appena il tempo di guardare due episodi di cartoni animati ed ero già in macchina per andare da Simona, dove restavo dalle due alle tre ore.

Con lei riprendevamo i compiti della mattina per rivedere gli errori fatti a scuola. A metà pomeriggio avevo venti minuti di pausa in cui Simona mi preparava un dolcetto o una tazza di tè e poi si ricominciava con esercizi per la dislessia, tutti i giorni, senza scuse. Tornata a casa, a volte dovevo fare i compiti per la scuola e per le lezioni pomeridiane del giorno dopo. Avevo due diari, uno per la scuola e uno per il pomeriggio, due quaderni di tutte le materie, senza tempo libero, solo la faccia spiaccicata sui libri. Molte volte la signora, terminata la lezione, parlava con mia mamma; a volte ascoltavo i loro discorsi, a volte uscivo e l'aspettavo in macchina. Preferivo guardare il vuoto piuttosto che rimanere anche un solo minuto in più in quella casa.

C'erano giorni in cui la mamma rientrava in macchina con dei libroni in mano: erano i nuovi testi che avrei usato con la logopedista. Io ero una bambina, ma capivo il valore del denaro e vedevo quanto i miei genitori lavorassero per pagare tutto. Il prezzo dei libri in basso a destra sul retro della copertina, i soldi pagati al neuropsichiatra una volta all'anno per la nuova certificazione, il costo delle lezioni: tutto mi faceva star male e pensavo che i miei genitori non meritassero una figlia così.

Intanto, all'inizio della quinta elementare, quel tran tran giornaliero era diventato normalità, ma le sorprese non erano ancora finite.

Comprammo "Carlo II" (un software per facilitare i processi di lettura e scrittura), ma siccome il nostro computer a manovella non era aggiornato per quel programma, fummo costretti ad acquistare il nostro primo computer portatile che ci costò il secondo "rene".

Avevamo già lasciato il primo per comprare il programma.

Da quel giorno mi sentii come se mi avessero chiusa in cella d'isolamento buttando via la chiave. La dislessia stava diventando la mia prigione e sentivo le catene stringersi sempre di più intorno ai miei polsi.

Odiai "Carlo II" più di ogni altra cosa al mondo e, se vi spiego come funzionava, capirete perché. Dovevo essere affiancata da un'altra persona: accendendo il programma, compariva un testo o una favola, una linea passava come in un karaoke e mi dava la velocità di lettura. Ad ogni mio errore la persona al mio fianco schiacciava la barra dello spazio e la parola diventava rossa, alla fine del brano appariva il risultato di quante parole avevo sbagliato.

Ogni volta che quella barra veniva schiacciata, un pugnale veniva violentemente infilzato nella mia schiena. Mi sentivo come al circo: se sbagliavo, arrivava la frustata del padrone. Ero arrabbiata con tutti, perché nessuno mi chiedeva come stavo, quello che provavo. Anche se tutti mi dicevano: "Capisco quello che provi", non capivano proprio nulla. Io avevo un magone perenne, la rabbia mi stava mangiando da dentro, ma non avevo neanche più la forza di reagire.

Simona fu la prima a provare "Carlo II" con me. Era molto concentrata, si mordeva il labbro, aveva le dita sempre appoggiate sulla barra, appena sbagliavo la schiacciava violentemente, più volte. Io continuavo a confondere le parole perché non seguivo la linea e, quindi, tutto diventava rosso.

Il primo giorno avrei spaccato quella barra, avrei buttato dalla finestra il computer così da non usarlo mai più. Con il tempo capii che provare a rimediare non serviva, allora saltavo direttamente una riga e continuavo a leggere. Lei mi faceva notare che non era corretto agire così, ma io pensavo che eravamo pari perché sbagliava anche lei ad agire in quel modo.

Credo di essere stata una delle sue prime allieve e quel programma era una cosa nuova per tutti. Come per i medicinali di sperimentazione, servono prima le cavie per avere un farmaco che funzioni, anche per lei credo di essere stata una cavia e, a volte, avevo la sensazione che avesse preso gusto a schiacciare quella barra di "Carlo II". Non era quello il modo giusto per aiutarmi, un'insegnante per queste cose dovrebbe usare il cuore non la testa. Noi dislessici non possiamo seguire uno schema come un pappagallo, ma abbiamo bisogno di essere capiti e aiutati a trovare una soluzione.

Dopo poco anche mamma e papà iniziarono a farmi esercitare con quel maledetto programma ovunque, in vacanza, nei weekend, e persino quando arrivavano i parenti la domenica nulla poteva distoglierli dal farmi fare esercizi.

Mi facevano fare "Carlo II" anche quando andavamo in vacanza in montagna con il gruppo dei loro amici. Nessuno sapeva che cosa fosse la dislessia così tutti si piazzavano dietro di me per vedere che cosa facevo. Io mi sentivo sempre più piccola, mi sembrava di essere nella gabbia di un circo, davanti al pubblico, e di fare pena a tutti.

Le solite lezioni del pomeriggio continuavano. Ricordo in particolare un giorno in cui stavo veramente male: avevo mal di testa, mal di pancia, la nausea continuava ad aumentare, ma la mamma e Simona mi chiesero di finire la lezione.

Nella pausa per la merenda, invece di prendere il tè con loro, andai a coricarmi sul divano con le lacrime agli occhi e mi addormentai. Quando la mamma venne a svegliarmi, le chiesi per favore di interrompere la lezione, ma lei me lo impedì, così continuai gli esercizi con "Carlo II". Stavo davvero male, avevo un nodo alla gola, non mi piaceva "Carlo II", non mi piaceva la mia insegnante; quel giorno arrivai persino a odiare i miei genitori che mi costringevano a fare tutto quello.

Avevo così male alla gola che le parole facevano fatica ad uscire, avevo male alla testa e le lettere ballavano più del solito. Finii "Carlo II" con un sacco di errori e vidi che la mamma era molto delusa.

Alla sera andammo a vedere i fuochi d'artificio ad Acqui Terme con amici di famiglia. Ad un certo punto mi prese un giramento di testa, chiamai la mamma, le dissi che volevo sedermi, che avevo tanta nausea. Dopo aver vomitato anche l'anima, le gridai: «Ci credi ora, che stavo davvero male?»

Lei, mortificata, mi ripulì e tornammo a casa.

Rimasi ad Ovada anche per la Scuola Media. Mi piaceva prendere l'autobus la mattina, a volte mi portava il nonno, e poi l'idea di avere i miei amici nella nuova classe mi rassicurava.

Piano piano un po' tutti mollarono la presa. Stavo diventando grande e non riuscivo più ad accettare il fatto di non aver possesso della mia vita. Iniziai a dire la mia, ad oppormi a molte lezioni con la maestra del pomeriggio. Quando voleva farmi comprare altri libri, io rifiutavo e se dicevo no, non c'era nulla che potessero fare per farmi cambiare idea. Ormai l'era "del gelato fa passare tutto" era finita e più mi obbligavano a fare una cosa, più io non la prendevo neanche in considerazione, naturalmente sempre portando rispetto a mamma e papà a cui sapevo di dovere tutto. In me si era creato qualcosa di nuovo, riuscivo ormai a dire la mia, tutto qui.

Iniziò il periodo in cui mi sentivo tanto forte da sfidare tutti e più mi dicevano che una cosa non potevo farla più non vedevo l'ora di dimostrare che ero in grado di farla e di superare le loro aspettative.

I primi due anni di medie proseguirono bene, recuperai molto bene la dislessia, mi sentivo un leone, forte e testardo. Alla fine della seconda media decisi di fermarmi con le costosissime lezioni del pomeriggio: era l'ora di andare avanti con le mie gambe.

Nelle verifiche, Simona voleva sempre farmi usare degli schemi, il computer, la calcolatrice, io mi rifiutavo e facevo delle feroci litigate sia con lei che con mia mamma. Dissi che avevo il diritto di sentirmi uguale agli altri, che preferivo avere una sufficienza facendo da sola piuttosto che un buono aiutandomi con gli schemi. Era una continua battaglia, ma io avevo deciso che avrei seguito solo le mie regole.

Iniziai ad andare bene nelle mie materie preferite, matematica e scienze, quelle in cui papà mi ha sempre aiutato e seguito, ero molto brava in arte e nei temi, anche se con tanti errori ortografici, ma avevo molta fantasia.

Andavo molto male, però, nelle lingue straniere e due volte la settimana facevo ripetizioni di inglese, ma avevo tutte le materie sulla sufficienza. Decisi quindi che avrei fatto l'ultimo anno di terza media a modo mio. Avevo bisogno di aria, del mio spazio e, soprattutto, di capire quanto potessi valere da sola.

Ho incolpato Simona per tanti anni, ma so che in fondo lei ha fatto solo il suo lavoro. Adesso capisco che non provavo odio per lei, ma per la figura che impersonava. Era davvero una brava persona, ma per me rappresentava la parte del cattivo.

Provo ancora tanta rabbia, ma capisco che, grazie a lei, ho superato molti ostacoli. Le ferite non si cicatrizzeranno mai, ma forse erano quelle di cui avevo bisogno per superare tutto.

La sindrome del primo

Finite le lezioni con Simona e iniziata la terza media si presentò un grosso problema.

Quel desiderio di fare da sola, che poteva essere positivo, ben presto mi sfuggì di mano e fece nascere in me un atteggiamento di competizione che diventò una vera e propria ossessione.

Mi sentivo in obbligo di dimostrare ai miei genitori che la decisione di interrompere le lezioni con la logopedista era stata la scelta migliore. Volevo dimostrare a Simona e a tutte le persone che non credevano in me che anche da sola sarei riuscita a finire la terza media in bellezza senza terapia. Era ora che tutti ingoiassero un bel boccone amaro.

Passai tutto il terzo anno a studiare, riprendendo i metodi della mamma: tante penne colorate e tanto olio di gomito. Studiavo molto e, solo ogni tanto, mi facevo aiutare dalla mamma nelle materie in cui andavo peggio. Superai l'esame di terza media con buono, con tutta la soddisfazione di avercela fatta da sola per un intero anno. Ma il problema persisteva: quella che io chiamai la "sindrome del primo", anziché svanire diventò il mio pane quotidiano e mi logorò il cervello per tutta la durata delle scuole superiori.

Studiavo giorno e notte solo per essere la più brava della classe, per ottenere il voto più alto, per dimostrare che sarei riuscita senza l'uso di schemi o di altri supporti. La mia era diventata una sfida: se qualcuno mi diceva che non sarei riuscita a fare qualcosa io trovavo il modo di farla meglio, non per dimostrare che ne ero in grado, ma solo per vedere la sua faccia.

Quella situazione mi stava uccidendo, pian piano si estese dalla scuola alla mia vita. Io dovevo fare sempre meglio degli altri, non importava se era una cosa che mi sarebbe piaciuta o meno, dovevo solo dimostrare agli altri che si sbagliavano.

Con il senno di poi capii che, se avessi avuto uno psicologo a fianco, per poter sfogare tutto quel malessere, sicuramente quella fase sarebbe durata meno e mi sarei goduta un po' di più quello che volevo fare veramente.

L'arte bianca, la mia strada

Verso la fine della terza media, in occasione dell'open day, andammo a visitare alcune scuole superiori. Le mie insegnanti mi consigliarono di iscrivermi ad una scuola professionale, così andammo a vedere le scuole di cucina a Torino e Milano. Forse per la prima volta stavo mettendo me stessa davanti a tutto, infatti, come ho già detto, io ho sempre avuto la passione per la cucina, soprattutto per i dolci.

I miei genitori mi accompagnarono, ma la prima impressione non fu delle migliori in nessuna delle due scuole. Si trovavano in città molto grandi, affollate e veloci, avrei dovuto dormire nei dormitori, prendere il tram la mattina e il solo pensiero mi spaventava. Anche i miei genitori erano perplessi: avevano troppa paura che mi accadesse qualcosa. E poi avrei dovuto fare cucina e, gli ultimi due anni, prendere la specializzazione in pasticceria. A Torino ci consigliarono l'"Istituto Piera Cillario Ferrero", sede dell'arte bianca di Neive, dove avrei potuto scegliere come indirizzo la pasticceria: era perfetta per quello che stavo cercando.

Senza perdere tempo, andammo a visitare questa nuova scuola, a cento chilometri da casa. La sede si trovava su una collinetta e, dopo aver parcheggiato, incominciai a guardarmi attorno. Accompagnati da un profumo di erba e aria pulita, passeggiammo fino al primo bar, che poi diventò quello delle mie colazioni con cappuccino e brioche. Mentre prendevamo un caffè, il barista ci spiegò dove avremmo potuto trovare la segreteria della scuola.

Appena entrati, vidi tanti ragazzi vestiti con i pantaloni sale e pepe e la giacca da cucina rigorosamente bianca, con grandi teglie di pizza e pane appena sfornati. Avvertii un profumo di cioccolato e sbirciai dentro un laboratorio: grandi torte di pandispagna stavano per essere ricoperte di soffice panna montata e tanta frutta fresca.

In segreteria, mia madre chiese di parlare con un professore, che ci accompagnò nelle classi, nei laboratori di chimica e di pasticceria e in un altro laboratorio dove gli allievi si stavano esercitando con cioccolatini e uova di Pasqua. C'era un profumo di dolci così intenso che mi toccò l'anima e mi entrò nel cuore. Avevo scelto, non volevo più visitare altre scuole, quella era la mia. Ero abbastanza lontana da casa per ricominciare una nuova vita: lì nessuno sapeva della mia dislessia.

Siccome non c'era a disposizione un dormitorio per i ragazzi ci suggerirono di andare nella sede di Alba per chiedere altre informazioni.

Nella stessa giornata andammo ad Alba, una bellissima città a quindici minuti da Neive, la città del vino e del tartufo. Alla sede dell'Arte bianca ci dissero che la scuola non metteva a disposizione nessun tipo di alloggio, ma c'era la possibilità di avere un posto in un collegio di suore per ragazze.

Andammo a controllare per capire a che cosa stavamo andando incontro. Io non ero affatto avvilita: volevo fare quella scuola ad ogni costo. Entrammo attraverso un vecchio portone di legno, alle finestre sbarre di ferro, tutto era molto buio. Una suora abbastanza anziana ci venne incontro e le chiedemmo informazioni per gli alloggi. Ci fecero visitare le stanze, piccole, con un letto, un armadio e una scrivania, il salone per il pranzo e la chiesa dove una volta a settimana era obbligatorio andare a messa. Per il pomeriggio c'era un grosso cortile a nostra disposizione. La suora specificò che, in base all'età, si poteva uscire dall'edificio un'ora al giorno ma se, al rientro, si fosse fatto tardi, il giorno dopo sarebbe stata tolta.

Io non ero mai stata lontana da casa e, sinceramente, iniziai ad essere un po' spaventata. Non ci sarebbe più stata la mamma a prepararmi quello che mi piaceva mangiare, a rifarmi il letto, non mi avrebbe più aiutata con i compiti e non ci sarebbe stato papà a coccolarmi tutte le sere prima di andare a dormire.

Pensai a quanti soldi se ne sarebbero andati: oltre alla retta molto cara del collegio, c'erano i libri per la scuola, il pullman che mi avrebbe portato fino a Neive tutte le mattine, il treno per tornare a casa nel weekend. Ero amareggiata, mi sembrava impossibile che in una sola giornata avessi potuto vivere così tante emozioni diverse. Tornando a casa, parlai tanto con mamma e papà sul da farsi. I miei genitori dissero che mi avrebbero appoggiata solo se ne fossi stata molto sicura. Nonostante avessi solo dodici anni, presi la mia prima decisione importante: «Farò quella scuola a tutti i costi!»

Capii che stavo iniziando a prendere in mano la mia vita, sentivo che sarebbe andato tutto bene. Avrei studiato per cinque anni lontano da casa, ma avrei studiato qualcosa che mi faceva sentire bene. Sarei diventata una brava pasticcera e avrei lavorato sodo per arrivare fino a lì.

La terza media terminò e passai una bella estate con i miei amici. Andai in vacanza in Sardegna con una mia cara amica. Fu la vacanza più bella di tutte: lunghe spiagge bianche, tanti bagni, risate fragorose e quantità infinite di gelato.

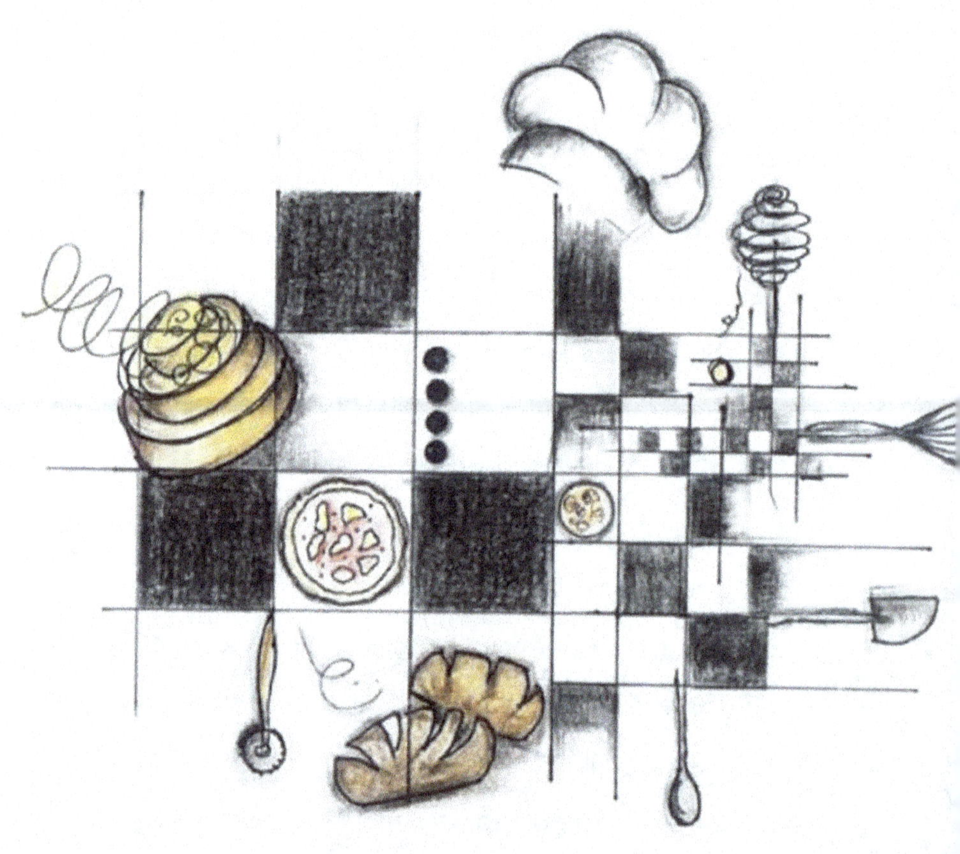

Una gabbia dorata

L'estate passò molto in fretta, presto arrivò il tempo di fare le valigie e trasferirmi ad Alba. Iniziammo a preparare tutti i libri, lo zaino, tutto quello che mi poteva servire per vivere e forse anche qualcosa in più. Intanto il neuropsichiatra aveva rilasciato il nuovo certificato della dislessia, per la scuola.

Ero stata dichiarata una dislessica media, però in segreteria chiesi di non dire nulla a nessuno: solo gli insegnanti dovevano essere a conoscenza di questo disturbo. Volevo che i miei compagni mi conoscessero e mi apprezzassero per le mie qualità, non per pena o altro.

Andai in collegio il giorno prima di iniziare la scuola. La mamma, da quanto era agitata, iniziò subito a pulire tutta la stanza, a farmi il letto con le lenzuola di casa e a sistemare tutto nell'armadio. Papà era molto triste e io, in braccio a lui, non riuscivo a trattenere le lacrime. Non volevo che se ne andassero e, quando rimasi sola, piansi tutta la notte.

Incominciai la scuola: tanti bei compagni, tante facce nuove ed io pronta a studiare per rendere orgogliosi i miei genitori. Diventai più autonoma, riuscendo a gestirmi nelle piccole cose, insomma, mi stavo costruendo addosso una corazza che mi avrebbe resa più forte.

Dopo poco, però, nonostante il mio impegno, la dislessia tornò a galla e venne fuori in ogni occasione: nei temi, nel leggere in pubblico, nella matematica, nelle interrogazioni.

Un mese dopo l'inizio della scuola, mamma e papà vennero chiamati per un incontro con gli insegnanti. Spiegarono bene la mia situazione e chiesero ai miei insegnanti di informarsi sul mio disturbo. Dopo quel giorno, durante le lezioni furono evitate alcune situazioni scomode per me ed io continuai a studiare e ad impegnarmi per prendere bei voti.

Passai tutti i cinque anni senza l'aiuto di calcolatrici o computer; su questo fui inflessibile e li utilizzai solo ai due esami di stato della terza e quinta superiore, consigliata dai miei insegnanti. Ricordavo le prese in giro, le lamentele dei miei compagni e non volevo che si ripetessero. Preferivo sfinirmi per lo studio, ma sentirmi davvero uguale agli altri. Dopo il primo anno di scuola ero molto soddisfatta di me e iniziai a prendere le mie piccole responsabilità

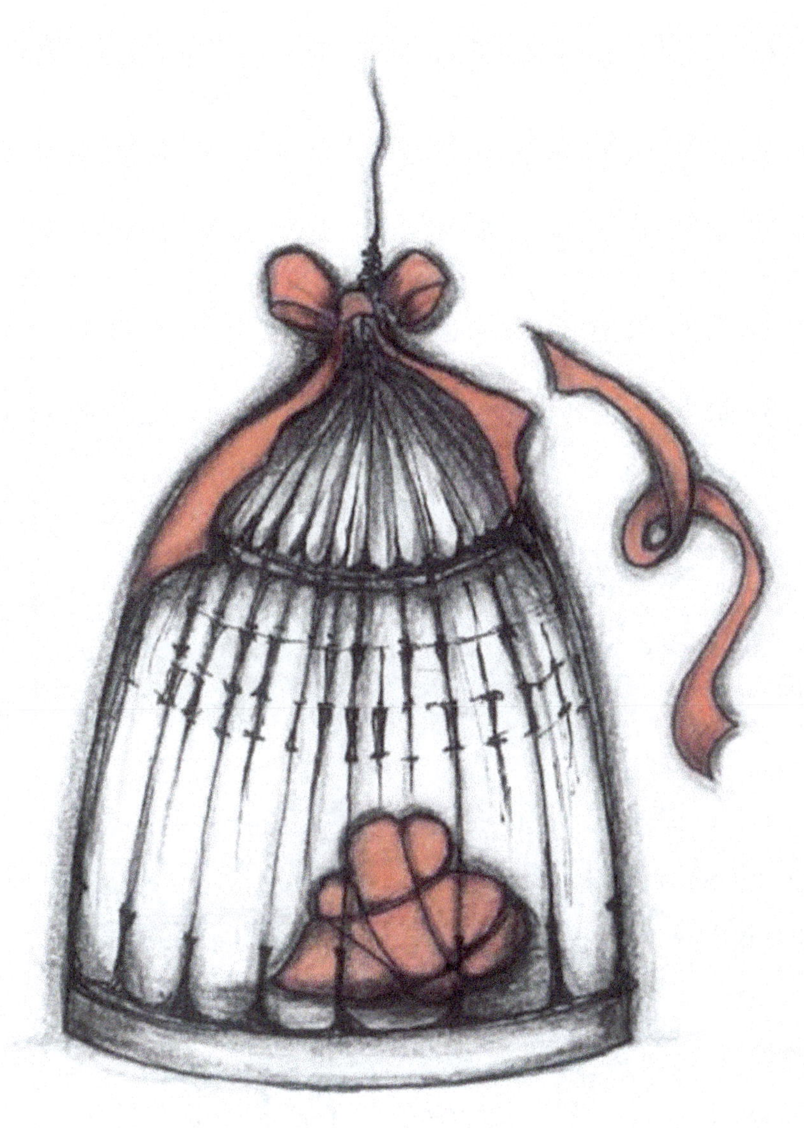

Ogni sabato tornavo a casa con il treno; io non vedevo l'ora di abbracciare la mamma, che mi veniva a prendere alla stazione di Alessandria, e dirle quanto mi fosse mancata. Il viaggio da Alba durava due ore ed era sempre molto noioso. Io ne approfittavo per iniziare a sottolineare tutte le pagine da studiare per il lunedì e a prepararmi gli schemi così il sabato sera avrei potuto stare con mamma e papà, avendo già tutto pronto per iniziare a studiare la domenica mattina. La domenica sera mi accompagnavano ad Alba i miei genitori oppure prendevo il treno delle sei della mattina del lunedì.

In collegio passai tre anni. Ogni giorno, alle 13:30, dopo la scuola, mangiavamo nella mensa. Il cibo era sempre più cattivo, soprattutto la sera quando si alternavano minestrina, insalata e pollo. La mattina mi svegliavo sempre presto per ripassare e, quindi, avevo bisogno di dormire un'oretta nel pomeriggio. Alle 15:00 iniziava l'ora di studio: eravamo obbligate ad andare tutte nell'aula apposita.

Io preferivo leggere ad alta voce e ripetere, ma con tutta quella gente non era possibile, quindi cercavo di eseguire tutti i compiti nell'aula e, dopo due ore, correvo in camera per finire di studiare.

La cameretta doveva essere sempre in ordine. Le suore, controllando che fosse sempre tutto pulito, ci davano dei punteggi e, se perdevamo punti, ci obbligavano a recitare dieci

Avemarie con loro. Al pomeriggio, soprattutto nei primi tre anni, uscivo molto poco. A volte mi sarebbe piaciuto andare a prendere un succo con qualche amica, ma mi sentivo sempre addosso il peso dell'orario. Capitò due o tre volte che uscii e feci tardi, così le suore mi sgridarono molto e chiamarono immediatamente i miei genitori.

La scuola procedeva bene: facevamo molte attività e uscite scolastiche, adoravo i miei compagni, i miei professori e anche le materie. Siccome nello studio i miei compagni erano più bravi di me, io volevo essere più preparata di loro in pasticceria.

I professori mi facevano sempre molti complimenti, io mi informavo molto consultando anche libri di grandi pasticceri e siti su Internet. Tutto stava procedendo bene ed ero soddisfatta.

Nell'estate tra la seconda e la terza superiore, con l'autorizzazione della scuola, iniziai uno stage di un mese nella pasticceria "Bottaro & Campora" vicino a casa, la migliore del paese. Mi svegliavo tutti i giorni alle sei e papà mi portava in macchina fino al negozio.

Inizialmente ero molto timida, ma dopo pochi giorni mi misi subito all'opera aiutando la signora che preparava le colazioni e facendo tutto il possibile per essere benvoluta. Ben presto mi affidarono dei lavori tutti miei e diventai l'incartatrice ufficiale di pasticcini e bignè passando, poi, alle torte di frutta.

Terminato il mese, mi convinsero a rimanere ancora un po'

così lavorai tutta l'estate, imparai un sacco di cose e, con il loro permesso, registrai tutte le loro ricette su un quadernino arancione. Quando fu tempo di tornare a scuola, mi chiesero se mi avrebbe fatto piacere lavorare con loro la domenica mattina e accettai con entusiasmo.

Per due anni passai tutte le domeniche mattina in pasticceria, i titolari mi insegnarono tutto e mi aiutavano quando partecipavo a gare e concorsi. Terminato il mio lavoro, potevo esercitarmi nella preparazione di dolci, uova o torte per i vari compiti a scuola. Mi davano sempre buoni consigli, suggerimenti e diventarono la mia seconda famiglia. La scuola mi propose di partecipare ad un concorso: i campionati italiani junior del *Sigep* (Salone Internazionale Gelateria, pasticceria, panificazione), una gara di cinque ore in cui bisognava proporre una monoporzione, un dessert al bicchiere e una scultura di zucchero.

Iniziai ad impegnarmi moltissimo, passavo anche dei pomeriggi in più a scuola per provare nuovi dolci e varie combinazioni, ma l'aiuto dei miei colleghi della domenica mattina fece la differenza, infatti vinsi il terzo premio.

Sapevo che alla fine del terzo anno ci sarebbe stato l'esame di stato, ma non avevo più paura di nulla, mi ero impegnata fino dal primo giorno della prima superiore e mi sentivo pronta a dare il meglio.

Le mie giornate proseguivano tra lo studio e i primi aperitivi con gli amici. L'unica nota positiva degli anni passati in collegio fu l'amicizia che strinsi con le ragazze di quarta e quinta e con i loro compagni che frequentavano la mia stessa scuola. Nella compagnia io ero sempre la più piccola ma intoccabile.

In tutti i cinque anni, fortunatamente, non ho mai vissuto situazioni di bullismo o altre provocazioni. Ero diventata molto brava in pasticceria e i professori lo avevano notato, in particolare il professore di impianti, Maurizio Trinchero (oggi direttore della scuola) che mi ha seguito in quarta e quinta superiore. Lui fu un pilastro per quella scuola e per tutti i ragazzi a cui, come a me, ha cambiato e rafforzato il futuro.

Mi stavo impegnando davvero molto, studiavo, provavo sempre ricette nuove e la creatività mi stava tornando utile.

Riprendersi i propri spazi

Mio padre è un tuttofare nel campo dei motori: carrozziere, meccanico e verniciatore. Quando ero piccola, veniva sempre a prendermi a scuola con una macchina diversa, a volte anche con una Porche, che doveva portare dal gommista o a fare il tagliando.

Io non ho mai avuto la passione che aveva lui per le macchine o le moto, ma l'ho sempre ammirato molto e mi piaceva la velocità.

All'età di quattordici anni, papà mi incoraggiò a prendere la patente del motorino, poi successivamente quella per la moto 125, l'A1, e se avessi fatto anche la patente A2 a diciotto anni la legge mi avrebbe permesso di avere in automatico a ventiquattro anni anche quella A, per poter guidare qualsiasi moto, e per concludere quella della macchina, seguii il suo consiglio e le presi tutte.

Avevo sedici anni quando papà mi fece una promessa: se fossi riuscita a passare i primi due esami, mi avrebbe comprato una moto 125. Sapevo che lui amava scherzare, ma io lo presi sul serio e, molto determinata, iniziai a studiare il grande libro dei Quiz. Non ero interessata ad avere un motorino che andasse ai cinquanta all'ora, ma oramai ero entrata nell'ottica del motociclismo.

L'esame per la patente della moto 125 andò benissimo e lo superai. Papà fu fiero di me, e come promesso mi portò dal concessionario e mi comprò una nuovissima Honda CBR 125 arancione, nera e bianca: fu il regalo più bello che avessi mai ricevuto e per me significò davvero molto.

Finalmente, andando a scuola in moto, avrei potuto dormire venti minuti in più la mattina.

Lo ringraziai non solo per il meraviglioso regalo, ma anche per l'aiuto prezioso che mi aveva dato. Il mio impegno non sarebbe bastato se lui non mi avesse spiegato tutto sui motori e sulla segnaletica.

Iniziai a uscire più spesso, ma non troppo, non sono mai stata una ragazza che amava uscire tutti i sabati sera. I papà delle mie amiche erano sempre molto preoccupati e si raccomandavano di tornare a casa presto. Mio padre si chiedeva come mai io non uscissi abbastanza e mi spronava a farlo. Per me, però, era davvero importante lavorare la domenica in pasticceria e non volevo andarci dopo una serata in discoteca, preferivo andare a letto presto ed essere fresca e operativa la mattina.

Lavoravo dalle 7:00 alle 13:00 e utilizzavo i soldi che guadagnavo come apprendista per la spesa settimanale riuscendo a metterne anche un pochino da parte. Dopo qualche mese, riuscii a comprarmi un bel casco integrale, bianco metallizzato.

Provai una grande soddisfazione per averlo acquistato con i miei soldi. Iniziai a spostarmi con la moto senza che il mio povero papà si dovesse svegliare presto la domenica mattina, anche se lui non si era mai – e dico mai – lamentato.

La passione per la moto non fu la sola condivisa con papà. Diventammo fanatici nel giocare con la Playstation e facevamo interminabili partite a Tomb Rider. Ogni domenica pomeriggio andavamo al poligono – mi aveva comprato una pistola ad aria compressa – da cui uscivo davvero rilassata.

Riuscire ad annullare tutto il mondo che mi circondava, a controllare la respirazione e ad unire le tacche di mira prima di premere il grilletto, era bellissimo.

Iniziai delle gare interne con gli altri ragazzi e papà era davvero felice e fiero di me. La mamma lo era un po' meno perché, secondo lei, ero sempre meno femminile, così cercavo di ascoltare i suoi consigli sull'abbigliamento più adatto per uscire fuori a cena o tra amici.

Sembrava che i miei genitori si fossero divisi i compiti: mamma mi aiutava sempre molto nello studio e papà si preoccupava di farmi divertire e svagare.

Una casa tutta per me

A metà della terza superiore cambiai casa. Fu una decisione sofferta per tutta la famiglia: sarei rimasta in una casa da sola, senza nessun tipo di aiuto o di compagnia. Io ero convinta, però, che fosse una scelta necessaria.

Il convitto stava diventando sempre più caro e la convivenza con le suore quasi impossibile. Alcune situazioni, poi, non erano piaciute a mamma e papà, quindi anche loro si convinsero che fosse la soluzione migliore.

Papà mi affittò un monolocale dietro al duomo di Alba. Era molto piccolo, ma carino: una bella cucinetta, il letto, la televisione, un grosso armadio, un tavolino, il bagno, un corridoio con la lavatrice e, fuori dalla porta, molti vasi di fiori.

Dal terzo anno erano terminate le ore di pasticceria e laboratorio quindi iniziai a studiare sempre di più.

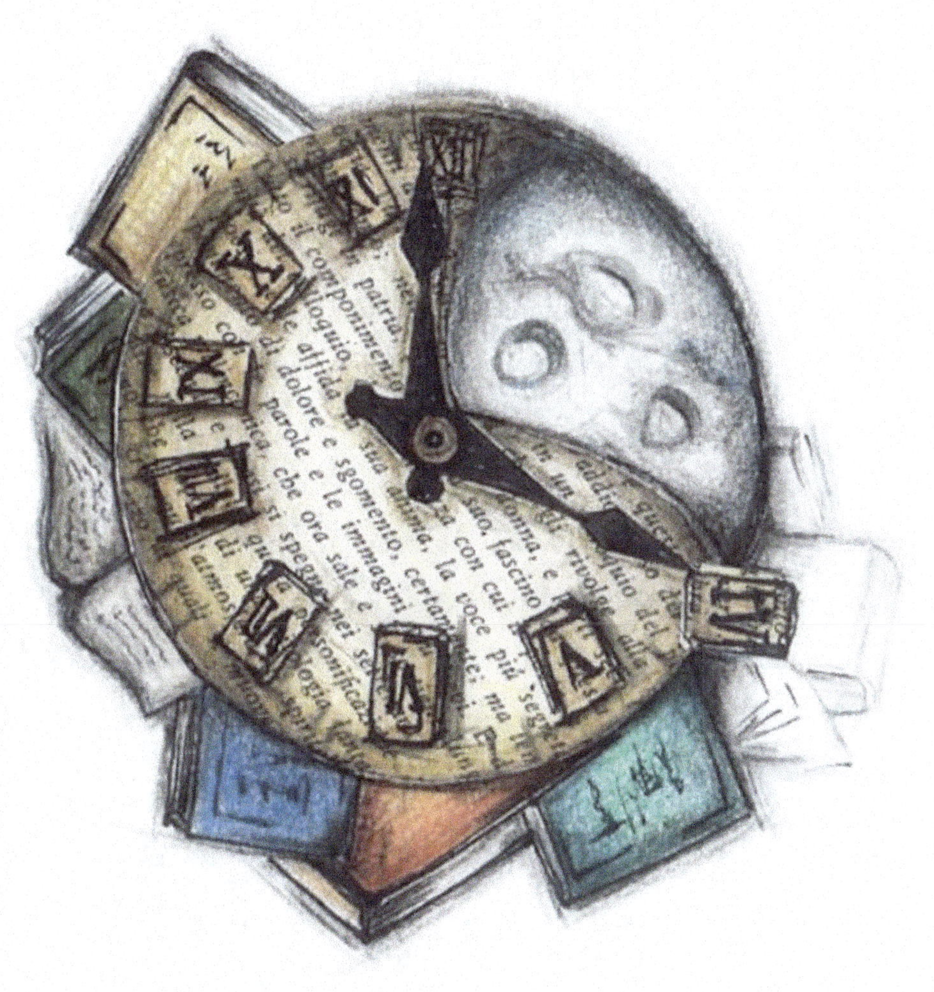

Siccome non c'erano più le suore che mi controllavano, in casa regnava il mio disordine ben organizzato, a seconda delle verifiche e delle interrogazioni. Avevo tutti i libri aperti sul pavimento, sul tavolo e sul letto, pieni zeppi di sottolineature con gli evidenziatori.

I giorni precedenti alle interrogazioni e alle verifiche mi alzavo sempre alle quattro di mattina per ripassare a mente fresca. Tutto era organizzato con un orario prestabilito e ben preciso: l'esame si stava avvicinando e le ore di studio aumentavano come aumentavano le mie responsabilità.

Sul muro la mamma mi aveva stampato tutta la lista delle materie per ogni giorno, così era più semplice preparare la cartella.

Andavo a scuola con l'autobus o la moto e, terminate le lezioni, tornavo a casa e iniziavo a cucinare, ma a volte bastava che togliessi dal congelatore quello che la mamma mi aveva preparato. Il pomeriggio era dedicato allo studio. Cominciai ad isolarmi, a non uscire più con i miei amici: volevo solo tenere alti i miei standard per non deludere mamma e papà.

Under pressure

Le giornate passavano velocissime, la pressione aumentava. Non riuscivo più a tenere tutto sotto controllo e iniziai a ritrovarmi la sera, nelle fredde notti di inverno, sola, a piangere con le spalle appoggiate al calorifero.

Durante la notte avevo, puntualmente, incubi nei quali i miei genitori morivano, così mi svegliavo di soprassalto piangendo. Lo studio non mi dava tregua, volevo sempre voti migliori, sapevo che avrei potuto fare di più, ma non ci riuscivo e la mia testa stava andando in cortocircuito.

Iniziai a prendere gravi insufficienze in inglese: capii che ero ritornata nel tunnel e questa volta mi ci ero infilata da sola. Decisi, però, che non sarei mai andata dalla mamma a dirle che non ce l'avrei fatta. Avrei sputato sangue, ma non avrei mai sventolato bandiera bianca.

Ma una sera dovetti arrendermi e chiamai i miei genitori piangendo: il giorno dopo avrei avuto una verifica ed ero disperata. Non riuscivo a memorizzare la lezione, ogni cosa che studiavo dopo poco si cancellava nella mia mente. Dopo due ore mamma e papà arrivarono, ascoltarono il mio sfogo e mi dissero che forse avrei avuto bisogno dell'aiuto di uno psicologo.

Nella mia testa iniziai a calcolare quanto sarebbe costato e rifiutai categoricamente. I miei genitori aspettarono che mi addormentassi e tornarono a casa lasciandomi un biglietto sul tavolo. Mi scrissero che erano orgogliosi di me, che sarei stata sempre il loro diamante, che noi eravamo i tre moschettieri, uniti e forti solo se stavamo insieme.

Da quel giorno tutto cambiò, di nuovo: basta pianti, basta sensi di colpa. Incominciai a prendere il ritmo giusto e capii che era arrivato il momento di dare un bel calcio a quella depressione che mi stava sotterrando.

Ritornai me stessa: a scuola mi mettevo sempre nel primo banco, prendevo molti appunti e studiavo tanto per avere bei voti e crediti. L'esame di terza si stava avvicinando e i professori mi consigliarono di utilizzare tutti gli strumenti autorizzati per la dislessia, compensativi e dispensativi. Secondo loro, avrei meritato un bel voto per l'impegno che avevo messo nel mio percorso.

Per la prova di pasticceria, gli insegnanti scrissero su tanti bigliettini varie tipologie di dolci: torte, cioccolato e pasticcini, che noi dovevamo estrarre a sorte. Io speravo tanto nel cioccolato, mi sentivo davvero preparata sul temperaggio, presi il biglietto con il cuore a mille. I miei occhi si illuminarono quando lessi: "Uova di cioccolato e frutta secca". Era proprio una bella notizia e, quando tre giorni dopo fu il mio turno, ero prontissima.

I miei colleghi della pasticceria di Ovada mi avevano fatto fare tante prove, senza criticarmi troppo. Volevano che realizzassi qualcosa di mio, così da poter riconoscermi nella mia creazione, ma mi diedero molti consigli su come mantenere il cioccolato lucido e avere la postazione pulita.

Il giorno dell'esame preparai, nel mio piccolo angolo, un'oasi di cioccolato come base, utilizzando quello fondente, il mio preferito. Sopra vi appoggiai un uovo di cioccolato, forellato con una tecnica particolare, ricoperto di varie sfere e cialde di cacao aromatizzato allo zenzero, cannella e frutta secca. Feci un gran bel lavoro, riuscendo a mantenere l'uovo molto lucido, brillante e a guarnirlo con molti colori.

Gli insegnanti e i ragazzi mi fecero i complimenti e mi applaudirono. Presi il massimo dei punteggi e pensai che quello mi avrebbe sicuramente aiutata perché nella verifica di inglese avevo combinato un bel pasticcio.

Dopo tre settimane, mamma mi accompagnò ad Alba per vedere i risultati. C'erano tantissimi ragazzi ammassati davanti ai tabelloni con i risultati. Io avevo il cuore che batteva forte e il sangue che mi ribolliva nelle vene.

Dopo poco riuscii a vedere il punteggio: 83.

Gridai dalla gioia, poi pian piano mi accorsi che i risultati dei miei compagni erano più bassi del mio. Non credevo ai miei occhi, quando la mia compagna di banco, mia grande amica, iniziò a gridare: «Ragazzi, Sara ha il punteggio più alto della classe!». In un attimo realizzai che questo significava una cosa sola: borsa di studio! Iniziai a saltare all'impazzata e corsi verso la mamma che era davvero felice e aveva le lacrime agli occhi.

Nell'estate tra la terza e la quarta, mi organizzai per lavorare come stagista, per due mesi e mezzo, presso un famoso laboratorio vicino ad Alba. Ero stata scelta come la migliore della classe ed ero decisa a portare alto il nome della scuola.

Il laboratorio era molto grande, i miei colleghi erano molto gentili e ogni giorno mi assegnavano ad un reparto differente, ma il migliore per me era quello in cui preparavo gelati, sorbetti e ghiaccioli.

Passai tutta l'estate nel mio monolocale, le giornate passavano con la sveglia alle 7:00, un bel caffè con il sottofondo della radio, poi prendevo la mia moto e andavo al lavoro. Lavoravo tutta la mattina, ci fermavamo per la pausa pranzo per qualche ora e dopo un lungo pomeriggio tra ricette e produzione tornavo a casa a guardare un film con la cena a letto, per poi spegnermi nel sonno.

Finito lo stage, il mio anno scolastico iniziò benissimo, recuperai inglese ed ero una delle migliori della classe di pasticceria e nelle altre materie che mi piacevano: impianti, microbiologia e chimica.

Nell'estate tra la quarta e la quinta superiore avevo ancora uno stage a disposizione e questa volta decisi di puntare in alto. I miei genitori mi accompagnarono alla Fiera del Lavoro a Torino e nei vari padiglioni prendemmo molti biglietti da visita. La settimana successiva scrissi svariate email ad alberghi e ristoranti per propormi come stagista. Risposero in molti, ma la mamma mi consigliò subito di fare attenzione ad un albergo quattro stelle lusso di Livigno perché lei a Torino, mentre io stavo visitando altri stand, aveva incontrato il direttore e aveva avuto un'ottima impressione. Sarei stata lontana cinque ore di macchina da casa, ma non avevo più paura di nulla e non stavo più nella pelle di rimettermi in carreggiata in un nuovo ambiente.

Livigno, il paese dei balocchi

Terminato il quarto anno molto bene, senza intoppi, preparai le valigie per un'altra avventura, sempre più lontano, ma sempre più convinta di aver imboccato la strada giusta.

Sulla strada per Livigno, mio padre guidava e intanto cantavamo, come il nostro solito, le canzoni anni '80 che ci piacciono moltissimo.

Mentre stavamo arrivando, fui presa dall'agitazione, ma i miei genitori, che mi hanno sempre sostenuta al mille per mille, mi rassicurarono dicendo che avrei fatto un buon lavoro anche lì. Io non avevo ancora molta autostima, per fortuna ci pensavano sempre loro a bilanciare il tutto.

Quell'estate, si rivelò la più bella di sempre. Per la prima volta mi sentivo forte e tanto orgogliosa di me, provavo gusto per la vita e avevo il cuore pieno di amore. Iniziai ad aprirmi: non ero più una bambina indifesa, timida, mi sentivo un leone. Mi resi conto che c'era qualcosa di più dello studio e compresi che, come ogni lottatore dopo tanta fatica ha bisogno del suo momento di pace e per me era arrivata l'ora di stare un po' tranquilla.

Passai l'estate a lavorare duramente e ad imparare. I miei capi furono molto orgogliosi di me fin da subito: ero sempre molto puntuale, concentrata e lavoravo senza sosta.

Al mattino affiancavo il pasticciere e preparavamo tutto quello che serviva per la colazione: pane fresco, torte, biscotti vari, plumcake e brioche in quantità enormi. Il nostro pezzo forte era la torta Sacher: il pasticciere con cui lavoravo veniva proprio da Vienna, dove quella torta è considerata un'oggetto sacro.

Per la prima volta iniziai ad interagire con i clienti, ad indicare le isole dei prodotti e a spiegare gli ingredienti dei vari dolci.

Terminate le colazioni, pulivo tutto, pranzavo con lo staff e iniziavo il servizio del pranzo in veranda, dove servivamo gelati e sorbetti, macedonia e molte torte fresche, tutto preparato da noi. Nel primo pomeriggio tornavo nella camera del personale per un riposino, dopo uscivo a prendere un caffè con alcuni colleghi o amici e ritornavo a lavorare.

Per le leggi della scuola, non era previsto lavorare la sera, ma chiesi il favore di poterlo fare per imparare qualcosa anche sul servizio del ristorante, dove preparavamo dolci al cucchiaio, che cambiavano a seconda dei mesi e della stagionalità della frutta.

Terminato il mese di stage, il direttore mi chiamò in ufficio, dove ricevetti il mio primo e vero stipendio. Per gli stage, il datore di lavoro non è obbligato a pagare gli alunni, ma lui mi disse che me li ero meritati e, se mi avesse fatto piacere, avrei potuto rimanere un mese in più, pagata con contratto.

Io ne fui felicissima e accettai senza chiedere nulla di più. Avrei anche lavorato gratis, stavo imparando molto e questo per me valeva più di tutto. Chiamai immediatamente i miei genitori che furono davvero orgogliosi. Io stavo finalmente raggiungendo, uno dopo l'altro, gli obbiettivi che mi ero proposta solo grazie a me stessa e a mamma e papà, avevo degli amici fantastici e ormai ero diventata una persona migliore.

L'estate terminò molto velocemente, ma ero carica e ci tenevo a dare il massimo ogni giorno. Prima di partire per tornare a casa, il direttore mi diede la busta paga e invitò me e i miei genitori per un caffè, al bar nel piano superiore dell'albergo.

Parlò del mio rendimento facendomi grandi complimenti e mi offrì un lavoro stagionale, presso l'albergo, durante l'estate successiva, dopo essermi diplomata. Mi disse di non rispondere subito, ma di pensarci e di fargli sapere con il tempo: per me la sua porta sarebbe sempre stata aperta.

I primi passi da sola

Tornata da un'estate piena di emozioni, ero pronta per affrontare l'ultimo anno scolastico. Decisi che mi sarei concentrata solo sullo studio uscendo di meno: avrei tirato fuori dalla manica tutti gli assi a mia disposizione facendo gli ultimi sforzi per finire in bellezza, senza che la dislessia mi rallentasse troppo.

La mia casetta ad Alba riprese vita: la mamma mi comprò tanti fiori e una bella seggiola per studiare nel mio piccolo giardino.

Ben presto ripresi il mio solito tran tran: mi svegliavo ogni mattina alle cinque per ripassare ogni minimo dettaglio con la mente lucida e riposata. Per fortuna non avevo distrazioni: Facebook, Instagram o TikTok non erano ancora così diffusi, i cellulari erano usati quasi esclusivamente per telefonare.

Alle otto prendevo l'autobus; a volte quando avevo davvero studiato molto compravo una bella brioche all'albicocca che mi tirava su il morale. Durante tutto il tragitto fino a scuola ripetevo le lezioni bisbigliando, cercando di non dimenticare nulla.

Per tanti anni ho parlato da sola, ripetendo le lezioni ad alta voce per così tante ore che a volte diventavo completamente afona. Tornata a casa da scuola, accendevo subito la televisione su qualche canale a caso, per sentirmi un po' meno sola.

Mia madre mi chiamava tutti i giorni per sapere com'era andata la scuola e che cosa mi stavo preparando per pranzo. Sapeva che ero molto pigra, infatti a volte mangiavo solo dello yogurt o un uovo per non usare pentole o padelle. Dopo aver mangiato mi preparavo, per terra, vicino al letto, tutti i libri e i quaderni che mi sarebbero serviti e poi cadevo in un sonno profondo. Mi alzavo ogni pomeriggio alle tre o alle quattro, stordita dal sonno, e dopo un bel bicchiere di succo iniziavo a studiare per il giorno dopo. Solo dopo cena mi concedevo un po' di televisione, ma ero talmente stanca che, dopo aver messo la sveglia per il mattino dopo, mi addormentavo.

A volte, però, il silenzio che mi circondava diventava un rumore logorante dentro la mia testa e non riuscivo a prendere sonno, allora riaccendevo la televisione al minimo e mi addormentavo subito.

Ogni weekend tornavo a casa per scrivere la tesina per l'esame. La dislessia non mi dava pace, stavo preparando la storia della torta Sacher con i vari collegamenti con le altre materie, ma mancava sempre qualche informazione.

I miei genitori quindi decisero di farmi un bel regalo per tutte le soddisfazioni che stavo dando loro: un weekend mi portarono a Vienna. Andammo ad assaggiare la vera Sacher, quella originale, che mi avrebbe ispirato per la tesina. Assaporai una sinfonia di sapori indimenticabili: una gustosa torta al cioccolato amaro, con marmellata di albicocche al suo interno ed una glassa di cioccolato che la andava a ricoprire.

Ero sicura che questo sarebbe stato il mio argomento d'esame. L'anno scolastico passò molto in fretta e arrivò il giorno dell'esame. Che agitazione! Stavo dando i numeri. Per fortuna mia madre aveva preso due settimane di ferie per starmi accanto. Mi aiutava nello studio e, quando tornavo da scuola, trovavo la casa pulita e il pranzo pronto. Papà ci raggiungeva ogni volta che gli era possibile.

Il loro Amore è speciale.

Il giorno dell'esame orale pensavo di morire, mi tremavano le gambe e non ricordavo assolutamente nulla di nulla. Eppure, tutto sommato, i miei scritti non erano andati così male!

Avevamo come commissaria esterna la professoressa di inglese e lì mi vergognai tantissimo: parlavo come se mi fosse andata l'acqua di traverso, singhiozzando e tossendo.

Quando finii, però, tutto il peso svanì. Io sapevo che più preparata di così non avrei potuto essere: avevo studiato per tutte le ore dell'orologio possibili, per tutto l'anno, più di quello non avrei potuto fare.

Alla fine ebbi 90 come voto finale, ancora una volta tra le migliori della classe: il mio impegno si era fatto sentire e la mia tesi era davvero piaciuta. Provai di nuovo una sensazione di rivincita su tutte le persone che mi avevano sminuito negli anni passati: maestre arroganti, compagni chiassosi e prepotenti, dottori maleducati. Fu la mia rivincita più grande su tutta un'infanzia da "diversa".

Ora mi sentivo una persona nuova che, con determinazione e tanto sforzo, avrebbe potuto conseguire gli stessi risultati di persone senza la dislessia, forse anche migliori. Ero felice e, finalmente, potevo scorgere la luce in fondo al tunnel. Sapevo che qualcosa di bello mi stava aspettando, qualcosa di magico che avevo sognato per tanto tempo.

Dopo la maturità litigai con mia madre perché insisteva che io ringraziassi Simona per l'aiuto che mi aveva dato anni prima. Io rifiutai dicendo che mi sentivo ancora troppo ferita dal suo atteggiamento. La mamma la chiamò comunque per darle la notizia del bel voto della maturità. Io non volli salutarla e neanche sentirmi dire come ero stata brava, avevo solo bisogno di resettare la mia vita. Ancora adesso rispetto Simona per tutto il suo aiuto, ma ogni volta che ripenso alle ore passate con lei, mi prende un gran magone.

Dopo una settimana di riposo, mi sentii pronta a rimettermi in gioco. Chiamai il direttore dell'albergo di Livigno e accettai il lavoro che mi aveva offerto l'anno prima. Mi disse che la stagione invernale mi stava aspettando e ad agosto partii per il mio primo vero lavoro. Iniziai subito ad impegnarmi come avevo sempre fatto. Alla prima busta paga mi sentii proprio su di giri: ero diventata finalmente indipendente e non avrei più dovuto pesare sulle spalle dei miei genitori. Finalmente loro avrebbero avuto la tranquillità che si meritavano.

Lavorai a Livigno per due stagioni, quella invernale e poi quella estiva. Lì incontrai il mio primo vero amore, lui mi colorava le giornate, era il mio sole, la luce dei miei occhi, la nostra relazione durò quasi cinque anni, stavamo crescendo assieme, ma questa sarebbe un'altra storia.

C'era però ancora un sassolino nella mia scarpa, che più camminavo più faceva male: era l'inglese. Al pomeriggio, tra un servizio e l'altro, e nei giorni di riposo, iniziai a prendere delle lezioni private da una ragazza madrelingua. Notavo dei miglioramenti, ma ancora non bastavano. La dislessia mi aveva penalizzato molto in tutte le lingue.

Non avendo occasione di parlarlo e andando solo a lezione,

non riuscivo a memorizzare le parole e a coniugare esattamente i tempi verbali. Mi resi conto che avrei avuto bisogno di più continuità, che forse avrei dovuto frequentare una scuola di inglese.

Tornavo a casa da Livigno solo un weekend al mese, mi mancavano tanto i miei genitori, ma soprattutto i nonni che sentivo meno spesso, ma facendo un lavoro stagionale avevamo due mesi di ferie all'anno per la bassa stagione e potevo tornare a casa. Lavoravo a Livigno già da un anno, risparmiavo a livelli compulsivi, per paura di dover chiedere soldi ai miei genitori, avevo molte spese tra la casa e le lezioni di inglese, mi concedevo poche volte una Coca-Cola durante la settimana, uscivo solo il sabato sera con gli amici e i colleghi e spendevo il meno possibile, bevevo solo acqua e per di più naturale. Mi sentivo ancora molto in colpa dopo tutti gli anni dove i miei genitori avevano dovuto sacrificare ogni cosa per me e per la mia dislessia, avevo quasi venti anni e dovevo essere adulta e responsabile. I miei genitori si fidavano molto di me: sapevano benissimo che non li avrei mai fatti preoccupare. Non ho mai avuto cattive compagnie e non mi sono mai ubriacata così tanto da perdere la lucidità, ero davvero concentrata sul lavoro e non mi interessava altro che quello. Passavo tutto il tempo libero con i miei amici, facevamo tantissime cose, il venerdì sera c'era sempre il karaoke, il sabato sera musica revival e tante grandi e buone risate, passeggiate e picnic al parco.

Quell'estate i miei genitori organizzarono una vacanza a Londra. Credo che l'obiettivo della mamma fosse quello di mettere alla prova il mio inglese. Ormai si era fissata: alla fine di ogni lezione mi chiamava per chiedermi che cosa avessi fatto e, quando eravamo in macchina assieme, mi faceva tradurre le canzoni in inglese o frasi che si inventava lei.

Papà le aveva regalato un tablet per il suo compleanno e ormai era diventata una maga del web: seguiva molte pagine di cucina e cercava informazioni su esperienze all'estero per il mio lavoro. Un giorno mi disse che aveva trovato un articolo online molto interessante: parlava di una signora, Francesca, che assumeva delle ragazze *au pair* a cui dava vitto e alloggio in cambio di lavori di pulizia per la sua casa a Londra.

La mamma mi consigliò di scriverle, ma io ero titubante: quell'articolo era stato visualizzato da un sacco di persone. Mi lasciai convincere a scriverle un messaggio su Facebook, in cui raccontai un po' la mia storia, nulla di particolare.

Francesca mi rispose il giorno dopo con un messaggio standard che penso fosse rivolto a tutti quelli che le avevano scritto. Mamma mi disse che sarebbe stata una buona idea andarla a trovare, una volta arrivati a Londra. Secondo lei, avrei dovuto rispondere e provare a chiederle se fosse stata d'accordo a bere un caffè tutti assieme.

Aspettai con trepidazione la sua risposta temendo di essere stata troppo invadente. Mi rispose qualche ora dopo: "Certo, è davvero una buona idea!" Mi disse di ricontattarla qualche giorno prima della mia partenza e che avrei potuto andarla a trovare con i miei genitori direttamente a casa sua. Avremmo scambiato due chiacchiere davanti a una buona tazza di tè. In quel momento la mamma sorrise e mi disse il solito: «Te lo avevo detto».

Io non stavo più in me dall'eccitazione e non vedevo l'ora di partire.

Londra: amore a prima vista

Partimmo per Londra da Milano Malpensa: era il primo volo per tutti noi ed io ero felice come una bambina. La mamma, molto preoccupata, prese le sue pastiglie per la pressione in dose doppia. Papà continuava a ripetere che sarebbe stata l'ultima volta, che a lui piaceva solo guidare la moto e che l'aereo era una scatola volante che poteva precipitare in qualunque momento. Io, invece, sentivo le "farfalle" nello stomaco e, dal momento del decollo, rimasi in silenzio per godermi ogni singolo istante.

Avevamo l'albergo vicino alla stazione Victoria, ad un passo da tutto. Mio padre ed io volevamo andare per musei, ma la mamma decise che dovevamo visitare subito la città anche se pioveva. Con delle tuniche gialline impermeabili appena acquistate, eravamo pronti a partire, uniti come i tre moschettieri.

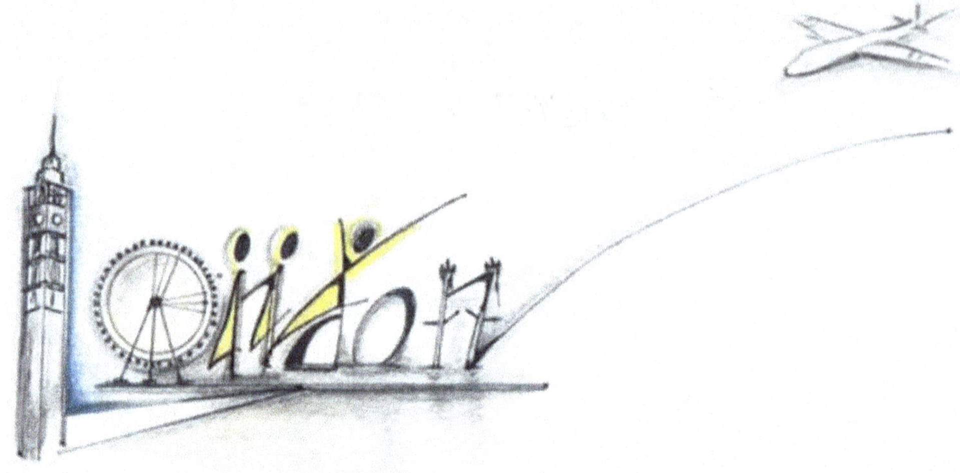

Quanto è bella Londra!

La capitale inglese è una meta da non perdere e noi non volevamo trascurarne neanche un angolino. La visitammo in autobus, in metropolitana, ma presto ci rendemmo conto che camminare era uno dei modi migliori per scoprire quante sorprese riservasse. Consumammo le suole da quanto abbiamo camminato. Come prima tappa, mia madre volle andare a vedere Buckingham Palace. Da lì fu tutto un saliscendi dall'autobus con lunghe camminate, passando per Trafalgar Square, arrivando al bellissimo Big Ben, non trascurando frammenti di storia antica e le bellezze naturali di parchi e giardini verdissimi.

Ogni mattina ci piaceva fare la colazione inglese con uova, bacon, pomodori e fagioli. Io prendevo sempre il porridge o i pancake in un negozio vicino all'albergo, dove li facevano buonissimi.

La settimana passò velocissima e il penultimo giorno andammo a trovare Francesca. Quella signora, dal forte accento romano, ci accolse sorridendo, ci offrì un bel tè caldo e iniziammo a parlare del più e del meno. Mentre raccontavo la mia storia, della mia dislessia e dei miei sogni, lei seguiva molto interessata. Mi disse che le piaceva moltissimo la mia genuinità, ci raccontò che aveva viaggiato in tutto il mondo – parlava inglese, francese e spagnolo – e stava studiando per la sua seconda laurea in Psicologia. Si capiva che era una donna molto forte, intelligente, piena di risorse e carisma.

Aveva lasciato il lavoro in Italia e si era trasferita a Londra diciannove anni prima. Dopo aver conseguito una Laurea in Business management, lavorando sodo, in poco meno di tre anni dal suo arrivo aveva aperto un'attività di consulenza commerciale per hotel di lusso. Passammo un paio d'ore ridendo e scherzando e mi diede un sacco di consigli per il mio futuro.

Tornai al lavoro a Livigno sempre più carica: quell'esperienza mi aveva fatto capire che il mondo si stava aprendo davanti a me. Ripensavo di continuo al viaggio a Londra, al mio primo volo, al quale, lo sentivo, ne sarebbero seguiti altri. Dovevo intensificare le lezioni di inglese, oramai era diventato un punto d'onore imparare quella lingua.

Dopo un paio di mesi, mi ricontattò Francesca e mi disse che aveva bisogno di una ragazza che l'aiutasse con le faccende di casa per qualche mese perché la sua vecchia *au pair* era dovuta andare via di fretta. Se io fossi stata disponibile, nei due mesi di ferie avrei potuto andare da lei a lavorare, in cambio di vitto e alloggio, con la possibilità di frequentare una scuola di inglese.

Io rimasi senza parole, l'ascoltavo con gli occhi spalancati, la bocca aperta e il cuore che batteva fortissimo. Risposi solo che ne avrei parlato con i miei genitori e l'avrei richiamata il giorno dopo. Mi misi ad urlare dalla felicità, saltellando e balbettando riuscii a spiegare ai miei genitori nei minimi dettagli quello che Francesca mi aveva detto. Mi dissero come sempre che, se me la sentivo, avrei potuto fare ciò che volevo, che loro si sarebbero fidati di me.

Io non potevo lasciarmi scappare un'opportunità del genere, dovevo fare questo passo per riuscire ad imparare l'inglese e lasciarmi alle spalle la mia dislessia con un bel sorriso sulle labbra, naturalmente accettai e corsi a dirlo a tutti i miei amici.

Mancava ancora un mese alla fine della stagione estiva, poi sarei potuta partire. Iniziai ad informarmi su Internet, sulle scuole che Francesca mi consigliava, guardando foto e sognando il momento in cui sarei tornata a Londra.

Quel mese passò in fretta, tornai a casa, e, senza aspettare oltre, preparai le valigie: mi sentivo prontissima! Sarei stata da Francesca tutto il tempo in cui l'albergo sarebbe rimasto chiuso per bassa stagione e, nel frattempo, le avrei dato il tempo necessario per trovare una *au pair* fissa.

La notte prima di partire non dormii affatto, e, quando la sveglia suonò, rimasi con gli occhi chiusi. Papà bussò piano alla porta, per lui ero sempre la sua bambina, si avvicinò al letto e mi accarezzò i capelli: mi venne il magone, quanto mi sarebbero mancate quelle coccole! Aprii gli occhi, mi sorrise, mi disse che dovevamo andare e, dopo aver girato tutta la casa in pigiama per assicurarmi di avere preso tutto, mi vestii e andammo in macchina.

In aeroporto piansi solo dopo essere passata dai controlli: dopo aver incrociato lo sguardo dei miei genitori, uscirono tutte le lacrime che avevo trattenuto.

Arrivata a Londra, mi fermai in aeroporto ad aspettare Francesca che stava tornando da un viaggio e andammo a casa sua in macchina. Una pazza alla guida, una donna meravigliosa, ma al volante era veramente spericolata!

Il giorno dopo mi alzai presto e mi guardai intorno. Lei e suo marito erano dei viaggiatori incalliti e la loro casa era arredata meravigliosamente. Mi colpì una libreria enorme con tantissimi libri e souvenir di ogni parte del mondo.

In cucina trovai Francesca che stava preparando la colazione canticchiando. Notai la tovaglia bianca sul tavolo, dei biscotti fatti in casa, delle marmellate bio, una bella torta, della crema di cioccolato, una teiera con del tè e un aroma di caffè che si diffondeva dappertutto. La porta a vetri della cucina era aperta su un giardino verde, era il primo settembre e il sole si rifletteva sui vasi di fiori. Passammo tutta la mattina in pigiama, a bere caffè, tè e a parlare.

Incuriosita da alcuni soprammobili particolari che avevo notato, le chiesi da dove arrivavano e rimasi affascinata dai racconti sui viaggi che aveva fatto. Capii che Francesca era una donna piena di sorprese, molto colta, sempre con il sorriso.

A mezzogiorno mi preparò la sua pasta preferita, semplice, al sugo ma con acciughe, capperi e un po' di tonno. Al pomeriggio mi descrisse in modo dettagliato il percorso per arrivare alla scuola di inglese il lunedì successivo scrivendomi le fermate della metro che avrei trovato lungo il percorso.

Voleva che andassi sola, non mi accompagnò, mi disse che mi sarebbe servito fin da subito provare a cavarmela, aveva capito il mio disturbo, sapeva che la dislessia mi aveva distrutto l'autostima e proprio per questo voleva spronarmi a fare molte cose da sola.

Mi spiegò un po' le sue abitudini e quelle del marito, come organizzarmi per la spesa e come prendermi cura della casa. All'ultimo piano c'erano due camere: una era la mia e l'altra la affittava e quindi, a volte, avremmo avuto ospiti.

Volendo fare bella figura organizzai la mia settimana in modo dettagliato, per pulire tutta la casa a giorni alterni.

Il sabato e la domenica erano dedicati al riposo e alle uscite. Molte volte Francesca mi portava a cena fuori, nei suoi ristoranti preferiti, o a prendere un drink in centro con i suoi amici. Ho ancora ricordi bellissimi di quel periodo, di quanto quelle persone fossero simpatiche e di quanto mi sia divertita con loro.

Il gancio come strategia

Arrivato il lunedì, presi per la prima volta la metropolitana da sola. Per essere una ragazza di campagna, ero molto soddisfatta di me stessa. So che può apparire banale, ma per me riuscire da sola a fare una cosa del genere valeva molto.

Trovata la scuola, pagai con i miei risparmi un corso intensificato di due mesi. Pensai di essere finalmente sulla strada giusta: avrei fatto una bella pernacchia alla mia dislessia imparando l'inglese.

Il test d'ingresso prevedeva risposte a scelta multipla. Meno male perché a molte domande non sapevo rispondere e allora sceglievo la risposta B perché mi ha sempre portato più fortuna delle altre. Naturalmente risultai al livello tre su dieci, ma ero molto determinata a migliorare.

Seguivo le lezioni cinque giorni la settimana e mi portavano via tutta la mattina. Al pomeriggio svolgevo diverse faccende di casa e la sera i compiti per il giorno dopo: ero soddisfatta perché riuscivo a fare tutto e bene. Il lunedì era dedicato a fare la spesa e a qualche pulizia più importante. Il martedì cucinavo per tutta la settimana: vari sughi per la pasta, le verdure, le zuppe e le suddividevo in vari recipienti tra frigo e freezer. Mercoledì pulivo tutto il piano terra, cucina e salotto, il giovedì tutte le camere e il venerdì stiravo e facevo le lavatrici, il sabato e domenica erano liberi e passavo tanto tempo con Francesca.

Andavamo a correre, mi aiutava con l'inglese, mi raccontava di quando aveva la mia età, delle sue attività e di come aveva vissuto in giro per il mondo. Io pendevo dalle sue labbra.

La mia visione del mondo iniziò a cambiare: stavo allargando i miei orizzonti così in fretta che tornare in Italia e alla mia solita vita non mi sarebbe più bastato. Francesca, per me, era ormai diventata un modello di vita, un mentore, era premurosa come una mamma e presente come una sorella. Mi stavo legando davvero tanto a lei.

Siccome aveva capito le mie difficoltà, mi suggerì una tecnica che utilizzo ancora oggi: "il gancio". Per me è molto difficile ricordare i numeri di telefono, i nomi e le date, lei semplicemente mi consigliò di fare il gancio con parole che conoscevo.

Per esempio, questo lo facevo soprattutto a scuola, appena

qualcuno si presentava, io iniziavo subito a fare il gancio con una persona che aveva lo stesso nome, mi immaginavo le due persone vicine e da quel momento non perdevo un solo colpo. Finalmente stavo acquisendo tanti piccoli meccanismi che mi aiutavano nella vita di tutti i giorni e che mi rendevano soddisfatta ad ogni piccolo obbiettivo raggiunto. Iniziavo a capire, ad elaborare le informazioni in modo diverso e ormai ero in grado di controllare la mia dislessia. Basta guardare il mondo con la testa abbassata, basta sentirsi inutile: avevo la vita ai miei piedi e tutto sarebbe andato come avrei voluto. Non avevo più paura dei problemi che si sarebbero presentati o degli errori che avrei commesso. Ero sicura di me stessa a tal punto da avere la prontezza e la calma per affrontarli uno alla volta e per rialzarmi da piccole cadute.

La vita a Londra mi piaceva: le lezioni stavano andando bene, a scuola iniziavo a capire almeno di cosa stavamo parlando e a rispondere a qualche domanda. Fino a quel momento, per me imparare l'inglese era sempre stato un obbligo, ma dopo anni di ripetizioni buttati al vento, ora era arrivato il momento di fare sul serio. Tante persone che venivano in affitto erano straniere e con loro cercavo sempre di sfoggiare il mio inglese migliore. Mi servivo molto, soprattutto all'inizio, del traduttore di Google, ma a volte inventavo parole che non esistono. La scena più bella fu quando scrissi ad un cliente che stavo partendo da casa per andarlo a prendere alla stazione. Il mio "PARTO ora" diventò "sto partorendo ora" e, quando le mostrai il messaggio, Francesca rise a crepapelle.

Anche quel signore reagì con tante risate e, per scusarmi, quella sera preparai dei muffin al cioccolato per tutti.

Francesca passava intere giornate alla scrivania, a studiare, e io ogni tanto le portavo un bicchiere di acqua o un bel tè caldo. Solo verso sera facevamo quattro chiacchiere prima di cena: parlare con lei era una gioia continua.

Mi stava insegnando molte cose su ogni aspetto della mia vita, anche a prendermi cura di me stessa. Nel suo ambiente mi sentivo molto stimolata, ma anche protetta come voleva mamma.

Era già passato un mese e mi stavo divertendo. Io e Francesca eravamo entrambe golose, ma durante la settimana non sgarravamo mai e cercavamo di mangiare sano.

Lei adorava il fatto che fossi pasticcera, ad ogni cena tra amici, l'aiutavo sempre molto a cucinare, mettevamo sempre molta musica e lei si preparava sempre un bicchiere di vino, a volte, ma non sempre, facevo un dolce per chiudere bene la cena.

La prima torta che preparai fu una crostata di frutta fresca, una buona burrosa frolla alle mandorle, morbida crema pasticciera aromatizzata da buccia di limone e tanti frutti di bosco, peccato però che non conoscendo bene il forno, la frolla diventò un mattone, non avevo il tempo per rifarla, e quella sera per il taglio della torta ci riempimmo di risate, sì buonissima ma anche durissima!

Un giorno mentre ero intenta nelle pulizie, iniziai a pensare al mio futuro. Se fossi tornata in Italia che avrei fatto? Sarebbe tornato tutto uguale a prima? Ormai avevo capito di essere una persona a cui piaceva il cambiamento, con tanto spirito di adattamento. Tornare indietro avrebbe significato distruggere tutto il lavoro fatto.

Parlai subito con Francesca dei miei dubbi e, senza esitare, lei mi suggerì di rimanere. Pensai che per lei la risposta fosse molto semplice, ma per me rimanere avrebbe significato cambiare totalmente la mia vita. Ero già stata distante da casa, ma questa volta sarebbe stato davvero lontano. Il mio cuore si bloccò, mentre nella mia mente si stava facendo strada l'idea: "E se rimanessi davvero a Londra?"

La sera chiamai i miei genitori, ma appena esposi la mia decisione cadde il silenzio. Richiamai, pensando che fosse caduta la linea, ma loro, sorpresi della mia scelta, mi chiesero solo se ne fossi veramente convinta ed io risposi di sì.

Fino ad allora avevo sempre preso buone decisioni, ero diventata una calcolatrice maniacale e ogni volta prima di fare un passo, pensavo molto alla strada migliore da percorrere. Anche loro si convinsero che facevo sul serio.

Nella mia testa stavo già facendo progetti e fantasticavo: sarei rimasta a Londra e, quando il mio inglese fosse migliorato, avrei cercato un lavoro.

Il giorno dopo mandai una email al mio datore di lavoro a Livigno, spiegando tutta la situazione. A malincuore, mi augurò buona fortuna.

Intanto le amiche di Francesca le avevano chiesto se fossi disponibile a fare qualche extra, come baby sitter o come donna delle pulizie. Così, tra lo studio e gli altri impegni, le mie settimane stavano diventando piene zeppe e iniziai anche a risparmiare qualcosa.

Ormai mi sentivo grande ed indipendente, così, decisi di farmi un bel regalo per iniziare il 2015 alla grande. Era fine novembre e prenotai un volo low cost per un viaggio a Miami, dieci giorni per una bella crociera nei Caraibi, così che pur andando lontano potevo dare una sicurezza in più ai miei genitori, Francesca mi aveva ispirata.

Non avendo i vestiti giusti, mi organizzai per prendere un volo per Milano, i miei genitori mi aspettavano lì per darmi la valigia estiva, preparata da mia mamma, per riuscire a prendere il volo per Miami, avevo organizzato tutto alla perfezione.

Atterrai in questo aeroporto enorme, riuscii a trovare la

navetta per la nave e feci subito amicizia con una ragazza che era venuta in vacanza con i suoi genitori.

I Caraibi furono un sogno che diventa realtà, ho visto barriere coralline, ho nuotato in compagnia di coloratissimi pesci tropicali, le spiagge poi erano bellissime, bianche con alte palme da cocco slanciate verso il cielo sempre con quel velo di vento perfetto.

Ho fatto un sacco di escursioni ma le mie preferite sono state Saint Martin e Porto Rico dove mi sono fatta una scorpacciata di cibo fusion davvero buono, camminate lunghissime per le città e la visita di mercati tipici del posto.

Da quel viaggio la mia voglia di viaggiare è esplosa, senza più fermarsi, ho capito che la prossima volta non mi sarebbe bastata la comodità, ma mi si accese un'immagine nella mia mente, un grande zaino e partire per la Thailandia oppure il Perù, la mia mente iniziò ad immaginare di tutto: quelle erano le vacanze che mi stavano aspettando.

Il bisogno di tornare in cucina

Tornai dalla vacanza, avevo pensato molto a me stessa e al mio futuro, convinta di aver raggiunto gli obbiettivi che mi ero prefissata da bambina e che ora era arrivato il momento di alzare l'asticella.

Tornata a Londra continuai le lezioni di inglese e le pulizie in casa, ma iniziava a mancarmi il mio lavoro e, poi, non volevo trovarmi in un'eventuale situazione di chiedere i soldi ai miei genitori. Certo, sarei rimasta più che volentieri con Francesca, che ormai era diventata molto più che una semplice amica, piena di saggezza e di buoni consigli, ma, davvero, sentivo il bisogno di tornare in una cucina.

Il mio inglese non era ancora buono, e allora, a febbraio, presentai il mio curriculum in alcuni ristoranti italiani. Francesca era così fiera di me, vedeva un grande futuro, e non smise mai di incoraggiarmi, voleva che puntassi sempre in alto, e il suo appoggio mi servì molto, ero costretta a cambiare casa e lei ne era dispiaciuta, ma allo stesso tempo molto contenta, non ho mai smesso di andarla a trovare, era diventata così importante per me. Feci le valigie e con gli ultimi risparmi, presi la mia prima camera in un appartamento condiviso.

Avevo bisogno di tornare a lavorare sia per la mia carriera sia perché mi mancava tantissimo l'adrenalina durante il servizio, mentre avrei potuto perfezionare la lingua sul campo.

Dopo poco trovai lavoro, affiancai un bravo pasticcere in un ristorante italiano con una grande cucina a vista: facevamo il pane e tantissimi grissini, gelati artigianali e dessert di tradizione italiana. Lavoravo duramente, studiavo il più possibile l'inglese nei giorni di riposo e lo usavo nella vita di tutti i giorni.

Ero molto impegnata tra la scuola e il lavoro, ogni sera arrivavo a casa stremata, così presi la decisione di lasciare la scuola anche se il mio inglese non era ancora perfetto.

Era stato bello iniziare quella nuova avventura, ma settimana dopo settimana ero sempre più stanca ed i giorni stavano diventando ripetitivi. Tutti i miei colleghi erano italiani, parlavo italiano tutto il giorno, i dolci erano tutti della nostra tradizione, iniziavo già ad annoiarmi. Stavo bene, ma avevo bisogno di qualcosa in più, di altri stimoli.

Qualche mese dopo, incontrai le persone giuste e uno chef

australiano mi aiutò ad entrare nella cucina di uno dei ristoranti di Gordon Ramsay. Lui si chiamava Luke e aveva appena iniziato a lavorare come head chef in quel ristorante e, siccome avevo partecipato a molti eventi con lui, conosceva le mie doti. Quella chiamata mi fece toccare le stelle.

Andai a fare una prova e fui assunta immediatamente. Portai subito la lettera di dimissioni e dopo due settimane ero già a capo della pasticceria in uno dei più grandi ristoranti di Gordon Ramsay a Londra: il *Maze*. Da quel giorno continuai a ripetermi: "Chi l'avrebbe mai detto!"

Al lavoro erano tutti stranieri, c'era solo un italiano, ed io sarei stata la seconda, su una brigata di trenta persone e questo era un punto a mio favore. Mi affidarono subito tutta la sezione della pasticceria e due ragazzi da seguire.

Avevo una grande responsabilità, ma dopo qualche settimana avevo tutto sotto controllo. Mi accorsi che il mio inglese era diventato molto più chiaro e fluido, non succedeva praticamente più che i ragazzi mi chiedessero di ripetere perché non avevano capito.

Iniziai ad avere il mio gruppo di amici e diventò un'abitudine andare a bere qualcosa dopo il lavoro con i colleghi.

Era il mio primo vero lavoro a Londra, e che lavoro! Chi si poteva mai aspettare che sarei stata alle dipendenze di uno chef che anni prima vedevo solo in televisione?

Cambiai casa, la presi più grande e più vicina al ristorante. Il lavoro mi impegnava sempre di più: dalle 8:00 del mattino fino all'una di notte. Volevo che tutto fosse perfetto e che nessuno avesse nulla da rimproverarmi, al punto che a volte dovevano cacciarmi dalla cucina e mandarmi a casa a forza. Alla sera mi facevano male i piedi ed ero sempre più stanca, ma avevo il rispetto dei ragazzi, dello chef e questo mi rendeva felice. Fu un anno duro, ma pieno di gratificazioni.

La mia mente era sempre in funzione, anche quando dormivo, ero sempre molto nervosa ma la sera mi addormentavo con il cuore leggero perché sapevo che stavo imparando molto e questo valeva più di ogni altra cosa.

Molte volte pensai di non farcela: le pause erano sempre più brevi ed il lavoro aumentava. Ogni mattina, prendevo l'autobus per quattro minuti fino alla fermata della metro – le mie gambe erano troppo deboli per quel chilometro a piedi alle 7:00 di mattina – salivo sulla metropolitana per quindici minuti e facevo le scale mobili come uno zombie. Molte volte mi capitava di non sentire la sveglia e dovevo prendere un taxi per arrivare in orario.

In quel periodo ero davvero stanca, avevo le vesciche ai piedi, delle occhiaie nere perenni e, a volte, anche i capelli sporchi. Sì, perché, avendo molti capelli, per lavarli e asciugarli avrei dovuto rubare quaranta minuti al mio sonno. Mi rosicchiavo le unghie, avevo, e ho ancora oggi, tantissime bruciature da distrazione.

In quelle cucine, lo stress era sempre alle stelle: avevo due giorni liberi a settimana ma a volte uno saltava e, se possibile, lo si recuperava la settimana successiva, avendo così tre giorni liberi ma dopo settanta ore di lavoro (lavoravo dalle otto all'una o le due di notte, con giusto una breve pausa per mangiare un boccone) ero veramente stanca e il primo giorno libero dormivo sempre fino a sera, non vedevo mai il sole, poi il secondo, e, quando ero fortunata, anche il terzo, riuscivo a divertirmi un po'.

Londra mi piaceva sempre di più e mi facevo sempre nuovi amici. Il lavoro mi dava tante soddisfazioni, venivo riconosciuta come responsabile e le mie decisioni erano sempre approvate.

Facevo molte masterclass con i clienti insegnando a cucinare. Nel ristorante era previsto uno *chef table*, un tavolo al centro della nostra grande cucina, che ogni sera era sempre affollato. Ed ecco la parte più bella: preparavo insieme a loro il dessert con cui avrebbero concluso la cena.

Passato un anno, di un giusto inferno, sentivo di poter aspirare a qualcosa di più. Ero pronta per una nuova esperienza: volevo provare un ristorante stellato. Sapevo che dopo il lavoro al Gordon Ramsay, avrei avuto la strada spianata per ogni locale in zona. Senza neanche avere il tempo di riposare, feci una prova in un ristorante 2 stelle Michelin. Venni subito assunta e lì capii quanto mi fosse stato utile lavorare in una brigata così grande.

Se al Maze dovevo velocizzare i tempi ed ottenere un buon risultato, nel nuovo ristorante, di impronta francese, potevo avere tutto il tempo che mi serviva, ma i risultati dovevano essere perfetti.

Queste due grandi sfaccettature della ristorazione mi piacevano entrambe ed ero davvero soddisfatta per avere avuto la possibilità di viverle sulla mia pelle. Ho imparato molte cose essenziali che mi accompagnano ancora oggi.

Mi trovai subito a mio agio con i colleghi, metà italiani e metà francesi. Naturalmente, tra concittadini la musica era tutta diversa e le risate erano assicurate, però quando iniziava il servizio, regnava il silenzio e si avvertiva il rispetto per il lavoro che stavamo facendo e per i nostri clienti.

Proponevamo un menu vario, che cambiava ogni tre settimane.

Iniziai a risparmiare il più possibile per viaggiare, ormai era diventata la mia dipendenza. Visitai molti posti in Europa; un viaggio in Grecia lo feci con Francesca, tutta una vacanza in barca costeggiando le coste. Andai in Portogallo per vedere il Santuario di Cristo Re, una bellissima scultura che si affaccia sulla città di Lisbona, (simile a quella che si trova a Rio de Janeiro) per poi noleggiare una macchina fino alla città di Faro.

Poi i grandi classici: Parigi, Barcellona, Copenaghen, Amsterdam e tanti bei posti anche in Italia.

Con gli anni riuscii a trovare il giusto equilibrio, due grandi vacanze all'anno mi permettevano di divertirmi e di rilassarmi da tutto quel gran lavoro, la maggior parte delle volte però le mie date disponibili non combaciavano con quelle dei miei amici ma questo non mi ha mai fermata e alla fine partivo da sola.

In Thailandia ci andai davvero con un grande zaino da 80 L e una macchina fotografica pronta ad essere usata, ho accarezzato elefanti, dato loro da mangiare e preparato loro le medicine con bacche e radici; ho viaggiato nelle più grandi città della Thailandia come Bangkok, la capitale, e nelle bellissime isole dove ho visto le spiagge e i tramonti più belli della mia vita. Ho visto l'aurora boreale in Norvegia, sembrava una meravigliosa nuvola danzante colorata, ho accarezzato le renne e guidato una slitta trainata da cani lupo.

Ho visitato Hong-Kong e la meravigliosa Macao dove ho mangiato i migliori fluffy pancake della mia vita. Tante vacanze indimenticabili, che mi hanno cambiata dentro. Ero indipendente e questo era il mio regalo per dimostrare a me stessa che nella vita potevo davvero fare ogni cosa e che la dislessia era solo un ricordo.

Lavoravo molto duramente al ristorante, ma le ore per

fortuna erano diminuite e riuscivo sempre a fare una pausa a metà pomeriggio, o al parco o nello spogliatoio o da Starbucks. Le tazzine di caffè si svuotavano a vista d'occhio, ma la sera riuscivo comunque a crollare nel letto con un sonno che mi "portava via". Bevendone troppo era così difficile svegliarsi la mattina e capire chi ero.

Non avevo tempo per divertirmi: il mio lavoro mi stava assorbendo completamente. Sì, ogni tanto andavo a mangiare una pizza con gli amici, ma non mi interessava davvero. Quello che stavo imparando era troppo importante ed ero davvero concentrata sull'obbiettivo che mi ero proposta: fare un buon lavoro, per me stessa. Dopo quasi quattro mesi, con mia grande soddisfazione, ebbi una promozione. Ero il braccio destro del capo pasticcere e iniziai a proporre i miei dolci.

Per mantenere gli standard del ristorante, il mio lavoro fu sempre più accurato, cercavo di fare bella figura, rispettando i miei superiori, cercando di non ammalarmi mai. Stringevo i denti e tiravo dritto anche se i miei piedi sanguinavano e le mie mani erano spaccate per le tante volte che le lavavo.

Il giorno peggiore era il sabato, il giorno delle grandi pulizie. Pulivamo le fughe delle piastrelle e le guaine dei frigoriferi con degli stuzzicadenti. Tutti lavori stancanti che, dopo tre ore, ci lasciavano stremati. Io, però, lavoravo davvero con piacere ed ogni giorno ero sempre più stimolata perché imparavo moltissimi procedimenti e tecniche nuove.

In una giornata soleggiata di primavera, nelle due ore di pausa, andai al parco vicino al ristorante. Osservando le nuvole, i raggi di sole mi accecavano gli occhi, li chiusi e mi passò davanti tutta la mia vita. Ricordai tutti i miei sogni, il dolore, le risate, i pianti, le promesse. Una lacrima mi bagnò il viso: ero arrivata dove avevo sempre desiderato, ma non mi ero mai chiesta se mi sarebbe bastato e che cosa avrei fatto dopo. Io ho sempre affrontato le difficoltà, obbiettivo dopo obbiettivo e, dopo aver raggiunto quello che ritenevo il più lontano di tutti, mi trovavo lì, seduta su una panchina, a chiedermi: *e ora?*

Ero stata così tanto occupata ad arrivare fino a lì che non mi ero mai posta il pensiero di che cosa avrei voluto ancora.

Una cinese a Londra

Passai qualche settimana a riflettere, non sapevo come uscirne, per il semplice fatto che ogni mia decisione avrebbe comunque cambiato il mio futuro. Il mio lavoro può avere mille sbocchi: alberghi, ristoranti, pasticcerie, gelaterie, cioccolaterie e via dicendo. In questa attività, i primi dieci anni di carriera sono importanti e segnano la persona che sarai, quindi ero molto pensierosa riguardo alla strada da affrontare e, più il tempo passava più non sapevo decidermi.

Dopo circa un anno, nel ristorante francese arrivò come apprendista una ragazza cinese, sulla trentina. Non era molto brava come chef – sembrava che non avesse mai messo piede in una cucina – e fu messa alla preparazione degli antipasti.

Io ero l'unica donna della brigata e facevo attenzione a come la trattavano. Gli uomini in cucina erano bravi, ma sapevano essere troppo severi e, a volte, teste calde.

Lei si chiamava Yuan, la donna misteriosa, dai grandi occhi a mandorla. Iniziammo subito a scambiare due parole nello spogliatoio, la mattina e la sera prima di andare a casa. Al pomeriggio, io andavo sempre al parco per fare un riposino, ma se pioveva o faceva troppo freddo rimanevo nello spogliatoio, rannicchiata su una sedia in un angolo.

Dopo qualche settimana, Yuan prese l'abitudine di raggiungermi e iniziammo a parlare sempre di più. Mi raccontò di avere entrambi i genitori cinesi, ma era nata in Svizzera. Parlava molto poco del suo passato, a me faceva sempre molte domande, ma io non riuscivo a sapere nulla di lei. Era sempre molto gentile e sorridente, ma molto misteriosa.

Una mattina mi portò un regalo, io, confusa, chiesi più volte se fosse per me: nessuno era mai stato così gentile dopo così poco tempo. Era una bustina di seta, blu e giallo dorato, che conteneva una maschera per gli occhi, super morbida e leggera. Io rimasi senza parole e pensai subito: "Ma quanto costerà? E ora come faccio a ricambiare?" Era un periodo in cui non avevo neanche il tempo di riposarmi, figuriamoci andare in centro a sceglierle un regalo. Come minimo ci avrei messo quattro ore e, poi, non conoscevo affatto i suoi gusti. Yuan mi disse di utilizzare la maschera per dormire il pomeriggio, con gli occhi coperti avrei riposato molto meglio, lo trovai un gesto meraviglioso. Da quel giorno diventammo sempre più legate. La mattina ogni tanto le portavo il caffè e le quattro chiacchiere nello spogliatoio diventarono molte di più. Yuan mi raccontò che aveva la passione per i dolci e che stava studiando molto per imparare a cucinare, anche se era ancora alle basi. Quando mi disse che stava frequentando la Cordon Bleu, quasi mi strozzai – è la scuola di cucina più costosa che io conosca – ma lei cambiò subito discorso.

Piano piano iniziai a farle assaggiare i gelati o qualche *petit four* che preparavo la mattina e ad ogni suo dubbio cercavo di dare una risposta più chiara possibile. Iniziò a darmi una mano con l'inglese, correggendomi a volte i verbi, e io facevo del mio meglio per insegnarle tutto sui dolci che preparavo.

Con lei riuscii a parlare di tutto, della mia infanzia, della dislessia, dei miei genitori. Le confidai i miei sogni, la voglia di viaggiare in tutto il mondo e di continuare ad imparare, ma anche i miei dubbi e le mie paure.

Dopo un mese che ci conoscevamo, Yuan mi chiese se nel weekend potevamo andare a mangiare qualcosa assieme. Mi portò nel suo ristorante preferito dove cucinavano Hamburger di aragosta. Io non ne avevo mai mangiato uno prima, era mezzogiorno, non avevo fatto colazione ed avevo una fame incredibile, ma scelsi il piatto meno costoso del menu. I prezzi erano assurdi, l'aragosta costava come l'oro, ma senza dire niente Yuan aveva già pagato per entrambe. Chiesi subito di poter dividere l'importo, ma senza successo. Mi commossi: gentilezze così mi capitavano di rado.

Subito dopo andammo a prendere un caffè e riuscii ad offrirlo io, ma fu strano, era come se lei volesse far pagare a me il caffè per entrambe, come dire ora siamo pari.

Londra è una città costosa e gli stipendi nelle cucine non erano elevati pur lavorando tante ore, dovevo sempre fare attenzione alle spese. L'ambiente era molto più rilassante che al ristorante, così ci fermammo a chiacchierare del più e del meno quando, all'improvviso, Yuan, guardandomi dritta negli occhi, mi disse che aveva una proposta per me.

In quell'occasione conobbi la vera Yuan. Non era mai stata una ragazza in prova, mi disse, ma stava lavorando gratis o meglio per hobby perché le sue attività di cosmetica in Svizzera le fruttavano molto. Non vestiva firmato, era molto semplice e avevo capito molto poco di lei, tranne che era gentile e simpatica.

Mi spiegò che non rivelava mai di essere ricca perché aveva paura che esporsi tanto non le permettesse di vedere il vero carattere della gente, stava reclutando personale per il suo progetto e questo era il modo migliore per farlo.

Quel pomeriggio mi disse che per me era arrivato il momento che la ruota girasse, che la fortuna bussasse alla mia porta. Mi fece molti complimenti: disse che ero una persona genuina, buona, solare, con tanti valori che al giorno d'oggi era difficile incontrare. Mi confidò di aver apprezzato le mie reazioni ad alcuni episodi successi in cucina. È vero, io ho sempre cercato di trattare le persone, specialmente nelle cucine, come vorrei essere trattata io.

Arrossii, mi faceva piacere che qualcuno apprezzasse tutti i miei sforzi. Sorridere sempre non è facile per nessuno, a tutti capita di avere qualche giornata storta e perdere la pazienza, ma io ce la mettevo tutta per farmi apprezzare.

Mi raccontò che si era fatta da sola e che sapeva bene cosa significasse cercare di emergere e quanto sudore ci volesse per guadagnarsi il proprio spazio.

Mentre Yuan parlava, io avevo brividi su schiena e braccia perché sentivo che aveva in serbo per me qualcosa di bello.

Infatti, alla fine del suo discorso, mi diede l'idea e la spinta giusta per il prossimo passo. Se fino a quel momento ero confusa e perplessa sul mio futuro, a lei erano bastati trenta minuti per costruirmi un nuovo sogno ed un nuovo obbiettivo.

Mi consigliò di trasferirmi in Cina. Disse che, naturalmente, si sarebbe fatta carico del costo dei voli e del visto, in più mi avrebbe pagato una scuola di cinese base per sei mesi. Io ero sbalordita, come potevo credere a tali parole? In cambio avrei lavorato al suo nuovo progetto: aprire una gelateria che si sarebbe poi espansa in tutta la Cina.

Cominciai ad emozionarmi: io non avevo fatto nulla di speciale per ricevere un trattamento simile da parte sua, ero stata solo me stessa. Avevo sempre pensato che questi episodi potessero succedere solo nei film. Ero felicissima, l'abbracciai a lungo e accettai la sua proposta senza pensarci.

In quel momento ero la persona più entusiasta della terra: Yuan aveva molti progetti per me e mi stava dando la carica di cui avevo bisogno. Quella sera parlai con mamma e papà e, alla fine, dopo tante parole arrivammo ad una conclusione: perché non provare?

Dopo qualche settimana, terminato il mio anno al ristorante, diedi le dimissioni. Mi dispiaceva tantissimo lasciare Londra. Quella città mi aveva dato tanto, era stato il mio primo salto nel vuoto, sarei dovuta rimanere solo due mesi, invece erano passati tre anni. Mi ha fatto capire di che pasta ero fatta e mi ha dato la forza di essere me stessa.

Amerò per sempre Londra, ma come per tanti grandi amori arriva la fine, per me era arrivato il momento di lasciarla, così, dopo tanti pianti nel salutare gli amici, tornai in Italia.

Quei tre anni erano stati davvero faticosi, anche se pieni di gratificazioni, e ora avevo un grande bisogno di poltrire un po' sul divano. E, poi, quanto era bello tornare a casa dopo così tanto tempo, farsi coccolare dai propri genitori, rivedere i nonni, assaggiare i buoni pranzetti della mamma e il non dover pagare le bollette e l'affitto.

Ad un mese dalla partenza, tutti i documenti erano pronti per richiedere il visto all'ambasciata cinese a Milano: non mi restava che partire per Pechino!

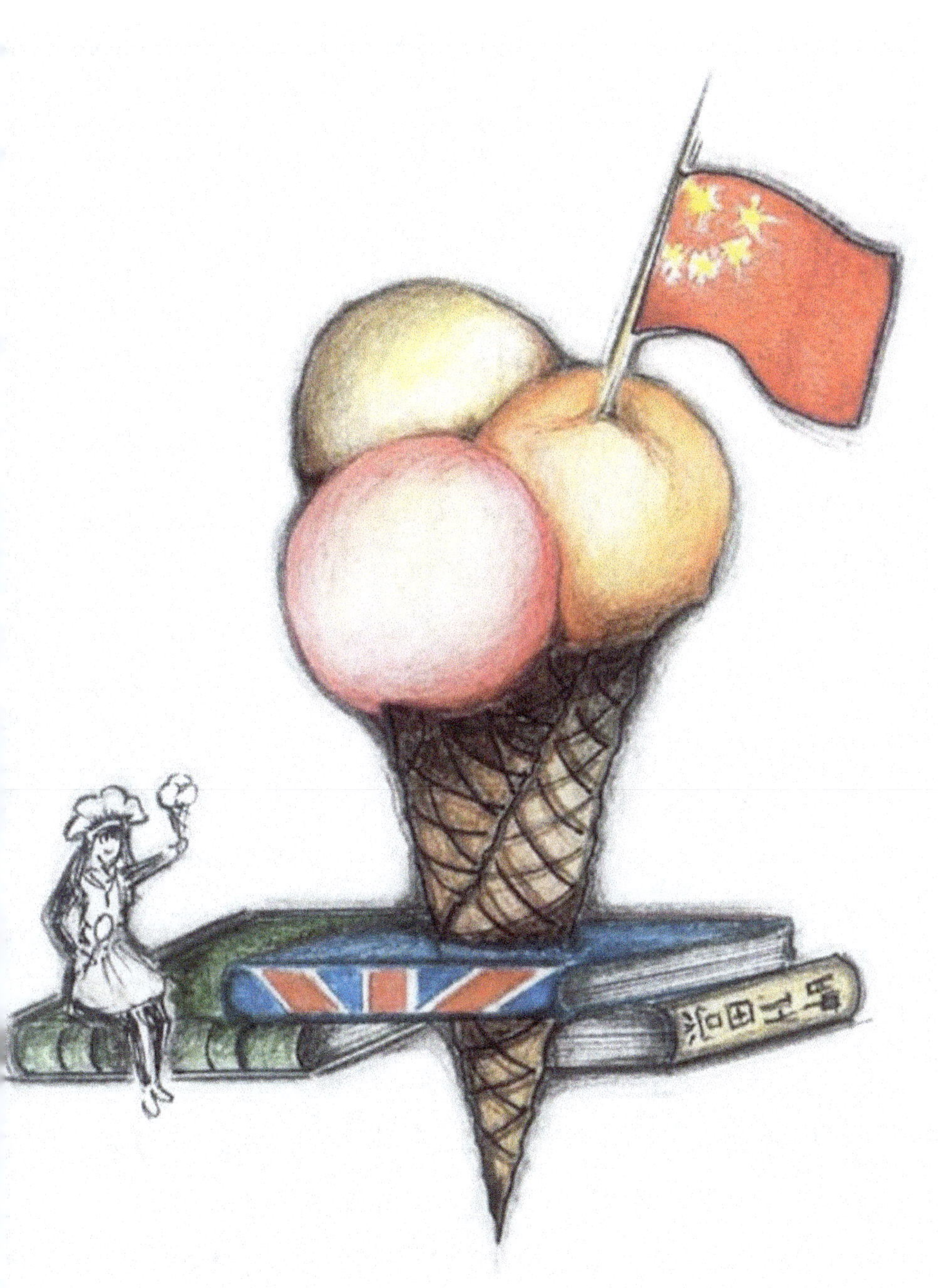

Una gelateria a Pechino

Cercai di aprire un po' gli occhi, ma erano così appiccicosi che li richiusi dopo pochi secondi, continuando a girarmi senza trovare pace. Sentii un peso sul petto, il cuore mi batteva in gola, continuavo a fare sogni ricorrenti, sogni confusi che si dissolvevano nella mia testa appena aperti gli occhi.

Dalle tende entrò un raggio di sole, guardai l'ora: le 3:00 di notte, ma non avendo ancora cambiato l'ora sul telefono, in realtà a Pechino erano le 10:00 di mattina. Decisi di alzarmi e andare sul balcone: un'aria fredda e pungente, mi entrò fino in gola, guardavo interessata il paesaggio, palazzi alti dove il sole rifletteva in un cielo blu-acqua tutto il suo splendore.

Non riuscivo ancora a realizzare di essere proprio io, dopo tutto quello che avevo passato, dopo tutte le difficoltà, il dolore, ero atterrata in Cina, ed ero in una delle città più grandi e popolate del mondo, in una città così immensa e meravigliosa. Non riuscivo a capire se stessi ancora sognando, rimasi su quel balcone tutto il tempo necessario per godermi i miei minuti di soddisfazione. Yuan era venuta in Cina con me, non mi faceva mancare nulla, aveva affittato un appartamento ed eravamo diventate coinquiline per iniziare insieme il nostro progetto sulla gelateria.

Ogni giorno avevo il desiderio di camminare, mi piaceva guardare il viso delle persone, i colori che mi circondavano, a volte pranzavo su una panchina per godere di questo mio grande cambiamento di vita. Ripresami dal jet lag ogni mattina iniziavano le lezioni di cinese, ci tenevo molto ad imparare una nuova lingua, nella mia vita continuavo a mettermi traguardi per non mollare mai la presa, avevo tanta voglia di imparare cose nuove perché mi sentivo una persona davvero fortunata ad essere lì.

La scuola era distante da casa, allora la mia insegnate Adele mi videochiamava alle 8:00 ed insieme iniziavamo la lezione di due ore, per quattro giorni alla settimana. Yuan aveva acquistato per me questo pacchetto di lezioni che, rispettando questi orari, avrebbe avuto una durata di sei mesi.

Adele era una ragazza della mia stessa età, davvero brava e disponibile, se doveva spiegarmi le cose tre volte lo faceva davvero con il cuore. Aveva creato delle slide su PowerPoint e degli schemi per aiutarmi nei compiti a casa ed io cercavo di impegnarmi il più possibile, era stata molto comprensiva per quanto riguardava la mia dislessia. In poche parole, il mio non fu un inizio facile, però piano piano vedevo che qualcosa rimaneva, che, dopo un po' di tempo, riuscivo ad utilizzare qualche parolina e, poi, quando io voglio una cosa, tiro dritto come un toro verso la muleta. Quella per me fu una grande botta di autostima: stavo studiando cinese, ma in inglese, proprio io che con le lingue non sono mai stata un genio.

Una volta la settimana mi presentavo a scuola e, quando entravo, ero assalita da un sacco di ricordi. I vecchi banchi di scuola non si scordano così facilmente, proprio quei banchi su cui avevo versato tante lacrime, fatto tanti sacrifici, ricevendo, però, anche tante soddisfazioni.

Finita la lezione, dopo qualche mese, andavo al lavoro con una delle biciclette a pagamento presa sotto casa. Lavorai a titolo gratuito qualche giorno la settimana, per due mesi, in una compagnia cinese, al centro dell'area più famosa ed europeizzata di Pechino, mi occupavo di affiancare lo chef, che conobbi grazie a Yuan, per consigliare nuovi dessert e idee per la pasticceria.

Era il mio passatempo preferito, ogni giorno avevo tempo da dedicare allo studio e alla ricerca di nuovi prodotti per la gelateria, riuscire a creare tutto quello che mi passava per la testa in laboratorio mi dava la carica, la mia mente era sempre molto creativa e brillante.

Lo chef mi preparava sempre qualcosa per pranzo, cercava di accontentare i miei gusti da italiana, devo ammettere che all'inizio non apprezzavo la cucina cinese, nei ristoranti sbagliavo la scelta dei piatti, ordinavo qualcosa che era sempre o troppo piccante o così strano che non riuscivo a mangiarlo, piano piano ho iniziato a capire che cosa mi piacesse veramente e lì ho scoperto un mondo tutto nuovo pieno di sapori nuovi.

In Cina hanno uno stile di cucinare molto diverso dal nostro e non bisogna sorprendersi del fatto che all'inizio fosse un po' dura: le nuove culture vanno capite, vissute, solo dopo si inizia ad apprezzarle.

Io amo mangiare, credo che il cibo possa creare sensazioni, ricordi e piacere, infatti dopo poche settimane, iniziai ben presto a provare diversi street food, "cibo di strada", in Cina sono davvero famosi, e la maggior parte delle persone tornado a casa da lavoro acquista qualcosa per cena già pronto.

Ogni cosa aveva sapori intensi e molto speziati, come l'anice stellato, zenzero, semi di finocchio, chiodi di garofano e curcuma, diversi dai nostri gusti classici europei. La sera facevo sempre una videochiamata ai miei genitori, che erano sempre più orgogliosi di me e poi cadevo in un sonno profondo.

Le settimane cominciarono a volare, la lingua cinese mi stava piacendo, ormai sapevo come gestire la mia dislessia per studiare, dovevo ripetere tanto e scrivere ogni singola cosa più volte, come per imparare l'inglese, con gli stessi strumenti stavo iniziando a parlucchiare cinese.

Yuan iniziò a viaggiare molto per lavoro, iniziò ad assentarsi per settimane, e nel frattempo io mi ero fatta degli amici italiani, eravamo davvero tanti, e mi trascinavano in cene e bevute in compagnia. Trovai sempre persone meravigliose in giro per il mondo, ho sempre avuto fortuna in questo, molte amicizie che ho ancora oggi le ho conosciute per varie casualità durante i miei viaggi.

***

Mi ero affezionata tanto alla signora delle pulizie che lavorava al ristorante, una donna incredibile sui cinquant'anni, davvero piena di forza e sempre sorridente. Abitava sola a Pechino da cinque anni, dopo aver divorziato dal marito.

Aveva una bellissima bambina di tredici anni, che non viveva con lei ma al paese natale con i nonni, perché, lavorando tantissime ore, tutti i giorni senza riposo settimanale, non aveva molto tempo da dedicarle. Ogni mattina la videochiamava, ma quando chiudeva la telefonata, non lo dava a vedere, ma mi rendevo conto che era triste e l'abbracciavo. Poco tempo dopo iniziai a chiamarla māmā, il suo nome era davvero difficile, ma ci assomigliava molto, alla fine il soprannome che le avevo dato piacque ad entrambe.

Si affezionò moltissimo a me e mi trattava come una figlia: era la numero uno, così affettuosa e premurosa, non parlava inglese, ma con Google traduttore riuscivamo a comunicare benissimo. Poco dopo le parole non servirono più, ci capivamo con lo sguardo.

Māmā mi fece conoscere Alessio (spesso i ragazzi cinesi si attribuiscono un soprannome italiano o inglese perché va di moda), lui era un ragazzo cinese di ventisei anni che, ottenuta la laurea in architettura, aveva lasciato tutto per diventare chef, lavorava nel ristorante come capo partita dei secondi.

Era molto timido, e quando lo incontrai per la prima volta, non mi rivolse nemmeno la parola, ma dopo qualche settimana, finito di lavorare, mi chiese, in inglese, se potevamo parlare. Il suo inglese era molto buono, ma dopo poco iniziò a parlarmi anche in italiano. Mi stupii molto e rimasi quasi scioccata: non avevo pensato minimamente che lui potesse conoscere la mia lingua.

Alessio aveva frequentato alcuni corsi di laurea in Italia, dove aveva perfezionato il suo italiano e si era affezionato alla cucina talmente tanto che iniziò a pensare di cambiare strada dopo la laurea. Iniziò ad elencarmi tutti i grandi ristoranti stellati italiani dove aveva mangiato e dove gli sarebbe piaciuto andare a lavorare un giorno. Alessio e māmā erano diventati davvero dei grandi amici, ed eravamo sempre insieme. Se avevo bisogno di fare delle commissioni o avevo appuntamenti importanti e visite, māmā era sempre disponibile ad accompagnarmi e ad aiutarmi con la lingua, lei con il motorino elettrico andava ovunque e si portava sempre un casco per me.

Dopo un paio di mesi che la conoscevo, arrivò al ristorante in ritardo (non era mai successo), io ero lì per caso quel giorno, māmā era con le mani fra i capelli e le lacrime agli occhi, le chiesi subito delle spiegazioni, continuava a parlare ad alta voce, parole cinesi che continuavo a non capire, era molto confusa, mi spiegarono poi che non riusciva a trovare la sua moto, quella mattina si era dimenticata di mettere il lucchetto e gliela avevano rubata.

Eravamo tutti molto preoccupati perché lei abitava molto lontano, non sapevamo come poterla aiutare, quella sera per fortuna ci pensò una sua amica ad accompagnarla a casa. Non potevo assolutamente accettare una situazione del genere, māmā era una donna troppo buona per soffrire in questo modo, così il giorno dopo dissi ad Alessio, che volevo comprarle una nuova moto. In moneta cinese costava molto e per lei il problema erano i soldi, ogni mese mandava tutto lo stipendio a casa per fare studiare la figlia. Convertita in euro la cifra era contenuta e accessibile per me. Alessio spalancò gli occhi, mi disse che ero matta e che le moto costano molto, ma il giorno dopo mi accompagnò in uno dei più grandi negozi di Pechino di motociclette. Le moto costavano più di quello che pensavo, Alessio aveva ragione, scegliemmo allora una moto di seconda mano, che comunque era davvero un bel gioiellino, la portai davanti al ristorante con un bel fiocco, quando māmā uscì, non riusciva a credere che quella fosse tutta per lei, rifiutò molte volte ma alla fine dopo un grande abbraccio accettò il regalo.

***

La città mi piaceva tantissimo, Pechino è immensa e ogni volta c'erano molti angoli da scoprire, ero sempre in giro ad ogni ora della giornata per godermi sempre di più tutto questo.

Le cose da fare e da vedere erano davvero tante, la Città Proibita o Palazzo Imperiale, per esempio, che è l'edificio antico più grande al mondo. Visitai poi la collina Jingshan lì accanto, dall'alto il giallo dei tetti del palazzo crea dei giochi di luce e contrasti di grigio meravigliarsi. Bellissimo il Palazzo d'Estate con un fantastico giardino imperiale, il parco olimpico, e, la mia preferita: piazza Tiananmen, una delle piazze più grandi e famose al mondo. Dopo avere preso confidenza con Pechino e i mezzi pubblici, io ed altri amici italiani, incontrati a scuola, ci avventurammo in una delle esperienze più entusiasmanti di sempre: la visita alla Grande Muraglia cinese.

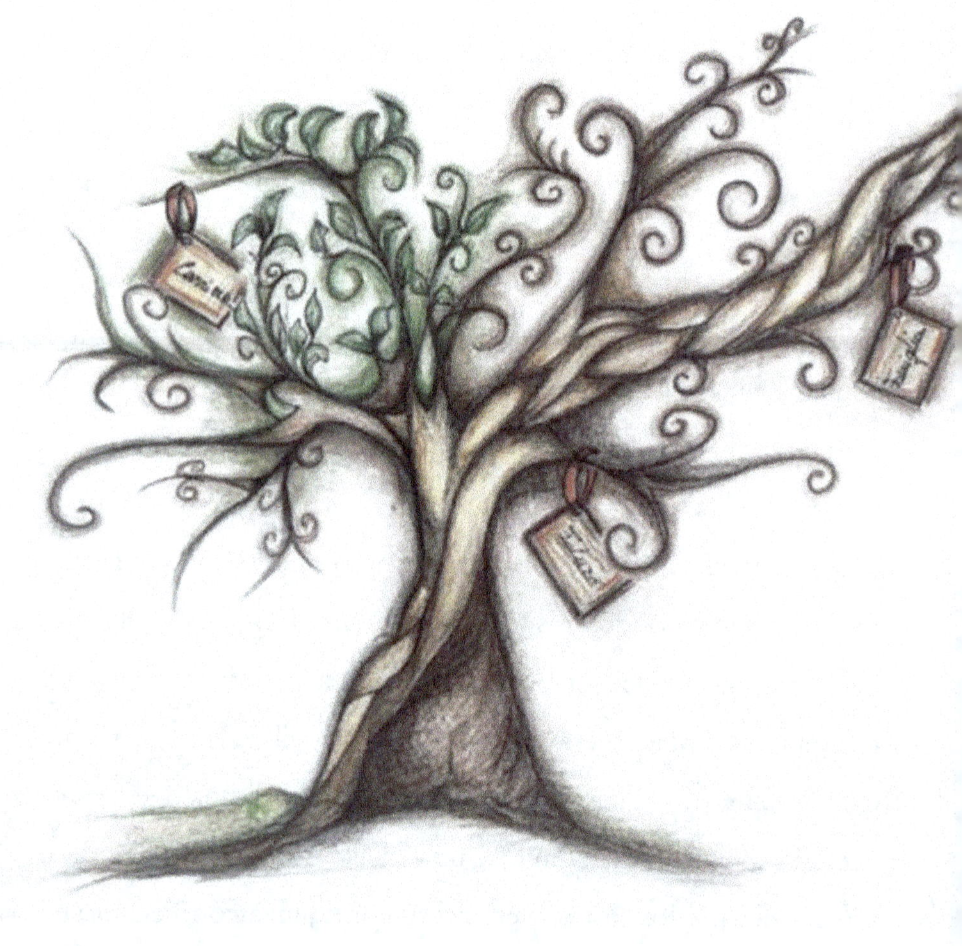

Prendemmo un autobus alle 5:00 del mattino e, dopo quattro ore di viaggio, finalmente arrivammo. L'impatto fu subito sorprendente, presi un grande respiro, profumava di aria pulita e pino selvatico, mi sentii un'aquila leggera con il vento tra le piume, mi sembrava di volare tra le nuvole, ero entusiasta. Mi incuriosì un negozietto all'aperto che vendeva targhette rosse di legno. Mi avvicinai, una signora anziana mi sorrise e mi chiese se avessi bisogno: sempre con il mio telefono sotto mano per la traduzione, le chiesi informazioni.

Erano targhette su cui si potevano scrivere i propri desideri, era un po' come spegnere le candeline al proprio compleanno, così ne comprai tre: una per la mia famiglia, una per la mia carriera ed una per il mio futuro. La signora mi disse che, dopo aver espresso e scritto i miei desideri, avrei dovuto appendere le targhette come palline di Natale lungo il percorso, sugli alberi spogli. Le baciai e le appesi una per una, tra i tantissimi desideri di altre persone, alberi pieni di targhette, colorati di rosso e oro, bellissimi da lontano. Io mi sentivo il cuore leggero. Spendemmo tutta la giornata a camminare, torretta dopo torretta, mangiando cibo da strada, succoso e buono, con profumi che inondavano le vie del paese che si affacciava sulla Muraglia.

"Alaia" coincidenze che cambiano la vita

Ahimè, la gelateria non fu mai aperta, si crearono grandi problemi burocratici per la costruzione della gelateria e per la società, io rimasi molto scossa, ma capii che non era colpa di nessuno.

Dentro di me sapevo che Yuan, in ogni caso, aveva fatto fare un salto di qualità non indifferente alla mia vita. Quella ruota era davvero girata come mi aveva promesso, davanti ad un caffè a Londra.

Ero felice mi aveva aiutato completamente con le spese, la casa e lo studio, per me quello non è stato in ogni caso una perdita di tempo, anzi per me è stato un regalo prezioso, un'esperienza che senza Yuan forse non avrei mai fatto.

Andai così alla ricerca di un lavoro stabile, ma non trovai quasi nulla perché il mio cinese non era ancora buono. Dopo qualche giorno mi contattò Alaia, era una donna molto ricca che veniva sempre a cena a ristorante, per serate importanti o tra amiche, conosceva molto bene lo chef, e si era accorta che io non venivo più, lo chef era molto impegnato e non riusciva più a dedicarmi del tempo libero, allora preferii concentrarmi sullo studio. Alaia mi aveva già accennato che il marito viaggiava molto per lavoro, e lei passava molto tempo da sola e non sapeva mai cosa fare, credo che avesse bisogno di compagnia, infatti mi propose, dato che avevo anche io molto tempo libero, di passare insieme le giornate per fare delle preparazioni di pasticceria a casa sua e voleva imparare qualche nozione di italiano, io stavo cercando lavoro e questo però poteva essere un bello svago per entrambe per far passare il tempo, accettai, e il giorno dopo ci incontrammo per un caffè.

Era una giornata di sole, ci sedemmo nel dehor di un bar: ricordo benissimo il suo profumo di fiori, la sua eleganza, il suo cagnolino Gòguo, un batuffolo di cane tanto dolce e coccoloso.

Parlammo moltissimo, il suo inglese era molto buono, ordinò un caffè freddo terribile, grandi pasticcini alla panna, dei roll al tea verde matcha e ci mettemmo d'accordo per vederci il lunedì dopo per iniziare le lezioni.

Alaia voleva comprare tutti gli utensili necessari per torte e biscotti, dato che non aveva mai cucinato dolci a casa, mi inviò dei soldi su WeChat, un'applicazione cinese, che ti permette di trasferire soldi e pagare, a tempo zero, dopo aver inquadrato il codice. Una volta capito il meccanismo, i contanti e le carte diventarono superflue: era molto utile anche per pagare le cene o un semplice caffè, i soldi si trasferivano all'istante. Voleva che comprassi tutto il necessario senza badare a spese e decidemmo che il lunedì saremmo andate a fare la spesa per iniziare la nostra prima lezione. L'appartamento di Alaia si trovava a venti minuti da casa mia; essendo piena estate facevo una bella camminata a piedi. Lei abitava al cinquantesimo piano di un palazzo, nel centro di Pechino: la visuale era bellissima, ma i tramonti, quelli erano spettacolari. La prima volta che entrai in quella casa fui incredula: aveva grandi finestre, lungo una parete piante esotiche, un piccolo ruscello e un acquario con dei pesci coloratissimi, la sua casa sembrava una rivista!

Alaia mi chiese di arrivare sempre all'ora di pranzo, non voleva mangiare sola, in due mesi mi fece assaggiare tutti i suoi piatti preferiti, preparati dai migliori ristoranti di Pechino. Ordinava sempre troppe cose, ma mentre aspettavamo la consegna facevamo un po' di italiano: non credo fosse interessata, ma le piaceva parlare, mi faceva tante domande sulla mia vita.

Finiti i lunghi pranzi, iniziavamo a preparare tanti biscotti, cheesecakes, a volte torte di frutta e plumcake, Alaia aveva richieste sempre diverse ed io cercavo di accontentarla il più possibile. Quando non aveva molta voglia di andare a fare la spesa, lei chiamava il supermercato sotto casa e la spesa arrivava a casa in 15 minuti, come al solito esagerava, e i due frigoriferi del suo attico erano sempre stracolmi di ingredienti da utilizzare.

A lei piaceva tantissimo postare le foto dei nostri dolci sui social cinesi, a volte capitava che io le preparassi una bella torta, lei scattava foto in continuazione e, a prodotto terminato, gliele facevo io come se fosse una modella. Continuavamo a girare per tutta la casa con i prodotti in mano finché Alaia non era soddisfatta, mentre io ridevo a crepapelle. Lei era davvero favolosa, mai approfittatrice, io tornavo a casa ogni volta con il mal di pancia per i troppi biscotti e le risate.

Nelle belle giornate, prendevamo un cestino e un grande telone, due fette di torta, un po' di yogurt con frutta, il suo amato cane "Gòguo" e passavamo pomeriggi interi a prendere il sole, a scherzare, a mangiare dolci e, naturalmente, a studiare un po' di italiano.

Qualche settimana dopo, mi chiese di rimanere a cena: il suo parrucchiere di fiducia aveva visto le nostre foto e voleva conoscermi. Passai la serata più divertente di sempre, aprimmo due bottiglie di buon vino e Zan, il suo amico parrucchiere, preparò la cena per noi. Cucinava davvero bene e aveva portato anche della frutta strana, sembravano grandi more, buonissime. Alaia disse, spudoratamente, che ero single e che le nostre lezioni mi lasciavano molto tempo libero durante il weekend, facendomi arrossire per l'imbarazzo.

Zan era un motociclista appassionato e mi chiese di andare a fare un giro in moto con lui e i suoi amici la domenica successiva. In un primo tempo rifiutai ma a fine cena accettai, mi aveva colpito molto e mi sarebbe piaciuto rivederlo.

Quella domenica, quando scesi le scale di casa, mi trovai davanti sette moto, io rimasi a bocca aperta, non mi aspettavo così tanti motociclisti. Finite le presentazioni, salii in sella con Zan e partimmo.

Dopo quattro ore di viaggio, arrivammo in un luogo incredibile con una vista mozzafiato. Vallate enormi di un verde incontaminato, ruscelli e strade lunghissime, carretti sul ciglio della strada colmi di frutta e verdura. Pranzammo in un ristorantino, piccolo ma accogliente, all'aria aperta, il menù era tutto scritto in cinese, Zan aveva chiesto ad Alaia quali fossero i miei piatti preferiti e li ordinò per me.

I suoi amici erano molto simpatici, certo, la maggior parte non parlava inglese, ma del resto io non parlavo cinese, ma adoravo passare le giornate con loro, era da poco iniziata l'estate, e la maggior parte dei weekend successivi partivamo per lunghi viaggi fuori città, non mi ero mai sentita così libera.

Facevamo barbecue sulla riva del fiume, tra montagne di un verde brillante, ci riposavamo nel pomeriggio in grandi materassini o amache che ci portavamo da casa, e finivamo le giornate con cene infinite in ristoranti del posto. Il sole e l'aria pulita mi rigeneravano, e Zan era sempre più presente.

Scoprii in Zan un bravo ragazzo, molto premuroso, un parrucchiere eccezionale che curava molto il suo aspetto fisico, ma la cosa che mi affascinava di più in lui era la sua simpatia, mi faceva ridere tanto, e a me piaceva. Assaggiai con lui tutti i piatti più strani in circolazione, quello più disgustoso fu la frittura dei bachi da seta, mentre li mangiavo mi fece un video che poi usò come barzelletta per far ridere tutti con le mie smorfie.

Il lavoro, era però, sempre la cosa più importante, grazie ad Internet e a qualche curriculum consegnato a mano nei ristoranti, mi trovai a parlare con un grande chef di un noto ristorante italiano a Pechino, il signor M. Mi presentai per un colloquio direttamente con lui, mi disse che la posizione che stavo cercando non era disponibile e che comunque il mio curriculum era troppo ricco per essere veritiero, data la mia giovane età. Era la prima volta che ricevevo una critica simile, pensai che mi stesse sfidando per vedere la mia reazione, allora senza esitare chiesi se fosse possibile fare una prova pratica e lui accettò immediatamente.

Quel giorno ero molto agitata, se avessi sbagliato qualcosa i miei sensi di colpa mi avrebbero uccisa, come del resto era sempre capitato con la dislessia, invece dopo due dessert, due piccoli pasticcini e due tipi di gelato, lo chef si alzò, mi sorrise, e mi chiese scusa per aver dubitato di me, mi fece i complimenti perché le consistenze e gli abbinamenti dei sapori erano tutti molto equilibrati.

Da quel momento provammo grande stima reciproca, mi ci affezionai molto, fu l'unico a credere in me e ad aiutarmi.

Proprio lui mi consigliò di trasferirmi a Shanghai in ogni caso (nel frattempo ero andata anche in vacanza ad Hong Kong per cercare lavoro ma senza risultati), era sicuro che lì mi sarei trovata meglio, dal punto di vista lavorativo. Aveva un amico, proprietario di una compagnia italiana di food al quale sicuramente sarei piaciuta e una soluzione si sarebbe trovata, gli aveva parlato molto di me e sembrava molto interessato.

Ero molto indecisa sulla decisione da prendere, se rimanere a Pechino e provare ancora a cercare lavoro o trasferirmi direttamente a Shanghai, dopo sette mesi sarebbe stata davvero dura lasciare Pechino, e tutti i miei affetti.

Ero veramente triste, ma sapevo dentro di me che trasferirmi, sarebbe stata la soluzione migliore, avevo provato in tutti i modi a rimanere a Pechino, ma era quasi impossibile trovare lavoro.

Yuan era mortificata, ma sapevamo entrambe che ora dovevo prendere il volo da sola, l'abbracciai fortissimo, ma ero sicura che l'avrei rivista prima o poi.

Shanghai, la mia purificazione

La sera prima di partire, Zan mi aiutò ad organizzare una grande festa a casa sua. Invitammo tutti gli amici che mi ero fatta in tutti questi mesi, mangiammo tanto, tanta bella musica, e ballammo tutta la notte.

Zan si era affezionato molto a me, ma capiva pienamente la situazione, volle farmi un ultimo regalo: mi chiese se poteva tagliarmi i capelli, non me lo aveva mai chiesto perché sapeva che non amavo tagliare la mia chioma, però lo trovai un gesto meraviglioso e me li feci tagliare. Da quel giorno, ogni volta che mi guardavo allo specchio mi rivedevo vicino a lui.

Presi ancora una volta il mio zaino, la valigia e andai alla stazione dei treni, avevo un peso enorme sulle spalle ma non era solo il bagaglio. Dopo sei ore di alta velocità, arrivai a Shanghai, sei ore in cui pensai molto alla mia vita e alle mie priorità.

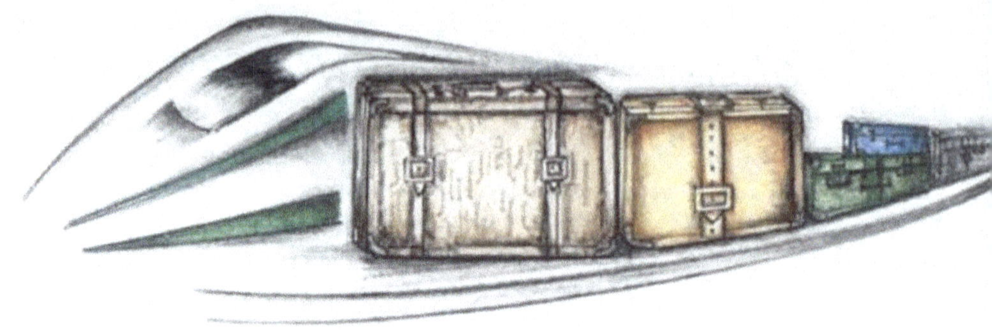

Mi resi conto, però, che la mia vita lavorativa doveva continuare a crescere e che stavo facendo la scelta migliore, così mi asciugai le lacrime come un grande guerriero e lasciai tutto il dolore su quel treno, uscii dalla stazione, e presi un taxi per dirigermi in città.

Shanghai la trovai una città meravigliosa, piena di luci e gente a tutte le ore della notte, una città viva e piena di opportunità. Provai una gioia enorme, ero davvero soddisfatta di me stessa, ero appena arrivata in un'altra grande città dove mi ero già organizzata: treni, casa e taxi, così lontana da casa ma così pronta a tutto.

Quella sera, appena arrivata in albergo, parlai tanto al telefono con i miei genitori, dicendo loro come il rapporto con la dislessia stesse cambiando, non era più odio ma collaborazione, non era più un peso ma una qualità perché, avendo concentrato tutte le mie energie sul lavoro, la mia creatività stava arrivando a livelli altissimi.

Mi sentivo così diversa e così viva come non mai, sempre piena di energia, stavo vivendo appieno tutte quelle sensazioni, con tutta me stessa. Piano piano mi sentivo fuori da quella grande bolla che aveva annebbiato e avvolto la mia vita per troppi anni, mi sentivo alla fine del tunnel, stavo bene ed ero felice.

Contattai immediatamente l'amico di M. e lo stesso giorno della prova fui assunta. Il mio capo era uno chef italiano che, anni prima, aveva aperto una compagnia di consulenze con la moglie taiwanese. La cucina in cui lavoravo era attrezzata per creare nuovi piatti e cucinare per ogni tipo di evento, i colleghi arrivavano da tutto il mondo, francesi, italiani, spagnoli, messicani, e si respirava un profumo di collaborazione e di tanta competenza: quel lavoro era davvero entusiasmante.

Iniziammo le numerose consulenze ai vari ristoranti, interessati al cambiamento della cucina cinese con la cucina di innovazione e un tocco, nel mio caso, di Italianità. Viaggiavamo molto, prendevamo quattro o cinque aerei a settimana, e organizzavamo eventi in tutte le città più importanti della Cina.

La nostra sede era a Shanghai, lì c'era il nostro laboratorio base che ci permetteva di avere una relazione approfondita con la clientela.

Questa opportunità mi ha dato sicurezza e ho migliorato il mio approccio con il cliente. All'inizio ero molto timida, soprattutto quando dovevo parlare davanti a molta gente, ora devo ammettere che mi piaceva, mi sentivo molto più sicura delle mie capacità.

Avevo trovato la combinazione perfetta tra i viaggi e il lavoro, mi sentivo davvero in pace con me stessa, non avevo mai provato questa sensazione, ho trascorso molto tempo da sola, mi stavo purificando dal dolore, volevo restare sola per capirmi, e incollare, con tutta calma, i pezzi del mio cuore che erano andati in frantumi in tutti quegli anni.

Visitai tantissimi posti e assaggiai tipologie di cibo cinese diverse, e svolsi tantissime attività aiutando brand di cucina di altissimo livello a migliorare e a crescere, ed io crescevo con tutti loro. Uno degli eventi a cui ho partecipato è stato all'interno di una scuola, dove vi era una grande cucina professionale. Io avevo preparato un grosso impasto di frolla con tantissime praline colorate così iniziammo a stendere la pasta e a ritagliare le formine.

Alcuni dei bambini della scuola (avevano circa cinque anni), non stavano più nella pelle, tanto che mangiavano la pasta cruda, e dopo la cottura ci siamo sbizzarriti con le creme colorate che avevo preparato la mattina. Molto suggestivo fu un matrimonio che organizzammo nell'attico di un grattacielo, quasi tra le nuvole, con vista su palazzi illuminati come fari nella notte.

Ricordo pure con emozione i primi negozi di cannoli siciliani che aprimmo a Shanghai, con un grandissimo riscontro.

Il nostro capo ci viziava molto, durante i viaggi di lavoro ci portava a visitare le attrazioni del posto, concludendo la giornata lavorativa con cene e grigliate.

In quel periodo sono stata a Chengdu, nel più grande Parco Nazionale al mondo di Panda, ho cambiato temperature estreme nel giro di pochi giorni, passando dal sud della Cina con più 20 gradi ai confini della Corea a meno 15, ho visitato le famose foreste di Taiwan con alberi di bambù, banani, querce e cipressi giapponesi. Passavo le poche giornate libere a Shanghai visitando la città: ho camminato davanti alla Skyline più famosa al mondo, ho gironzolato per la città vecchia, nei vicoletti con i migliori ristoranti di dumpling. Mi abituai subito alla vita shanghainese, la adoravo, riuscivo ad avere sprazzi della piccola routine quotidiana in una grande metropoli.

C'era il sorriso del commesso del mercato della frutta da cui ogni giorno compravo una banana per la colazione, il saluto del portiere del palazzo dove vivevo e di quello in cui lavoravo, insomma mi piaceva molto Shanghai.

Il periodo trascorso in Cina, mi ha veramente cambiata rendendomi consapevole di essere davvero uscita da quel tunnel in cui mi sono trascinata per diciassette anni. Mi sono resa conto che anche io avrei potuto avere il mio posticino in questo mondo e, finalmente, a ventiquattro anni potevo essere fiera di me stessa. Oltre ad aver saputo come gestire la mia dislessia, sono riuscita a cambiare il mio atteggiamento e il mio carattere a volte burbero, trovando un equilibrio meraviglioso.

Mi piaccio così, anzi alla fine ho capito che la dislessia è stata la mia salvezza: mi ha fatto diventare la persona testarda che sono oggi, che non si arrende davanti a nulla e che lotta per i suoi obiettivi.

Certo, è stata una compagna difficile da accettare, mi ha umiliata quando ero solo una bambina indifesa nei primi anni di scuola, mi ha mortificata di fronte ai miei genitori, ai compagni e alle maestre, ogni volta che dovevo leggere una frase, un racconto o eseguire un semplice calcolo.

Dopo anni passati a logorarmi nel pessimismo, a colpevolizzarmi per ogni mio errore, soffocando i miei desideri, sento che finalmente mi sono scrollata di dosso tutto quel malessere, rivestendomi di sole cose belle.

Conclusione

Al mondo ognuno di noi è diverso e ognuno di noi è speciale.

La vita è difficile e dura, ma imprevedibile, la botta di fortuna o una bella botta di iella possono sempre essere dietro l'angolo, ma è la nostra reazione che fa la differenza.

Basta farsi mettere i piedi in testa, basta vivere una vita da reclusi, basta camminare con lo sguardo a terra: dobbiamo sentirci fieri di chi siamo.

Io mi sono chiesta troppe volte perché fosse capitato proprio a me, ma ora penso che la mia vita non sarebbe stata la stessa senza la dislessia. Grazie a quel disturbo mi sono data degli obbiettivi, mi sono posta traguardi e mi sono buttata in nuove avventure, con tante emozioni che altrimenti avrei vissuto in modo diverso.

La dislessia mi ha reso la vita veramente difficile, ma poi ho capito che ha contribuito a creare la persona forte che sono oggi e ho realizzato di avere vinto! Non so dove mi porterà la mia strada, ho molti sogni, tantissimi obbiettivi ancora da raggiungere, ma so che continuerò a vivere con lei al mio fianco perché non l'ho mai sconfitta, l'ho solo capita.

Ritorneranno sicuramente situazioni scomode, ma sono certa che ormai non ci sia più nulla che mi potrà fermare, nessun problema che io non possa risolvere.

L'anno trascorso in Cina, ricco di soddisfazioni, mi ha permesso di ripercorrere il mio passato, di ripensare a ogni dettaglio. A volte ho pensato che sarebbe stato bello poter tornare a quando tutto è iniziato. Sono sicura che, con la consapevolezza che ho oggi, tutto sarebbe stato molto più semplice e molte umiliazioni mi sarebbero state risparmiate.

Alla fine, però, mi sono convinta che tutto sia andato come doveva andare. Dopo diciassette anni, posso davvero dire che mi sento realizzata e questa vita da dislessica, tutto sommato, non è stata poi così tanto impossibile.

Dedicato ai miei genitori che sono sempre stati la mia forza in

questa grande battaglia... per mano inseparabili

come i tre moschettieri.

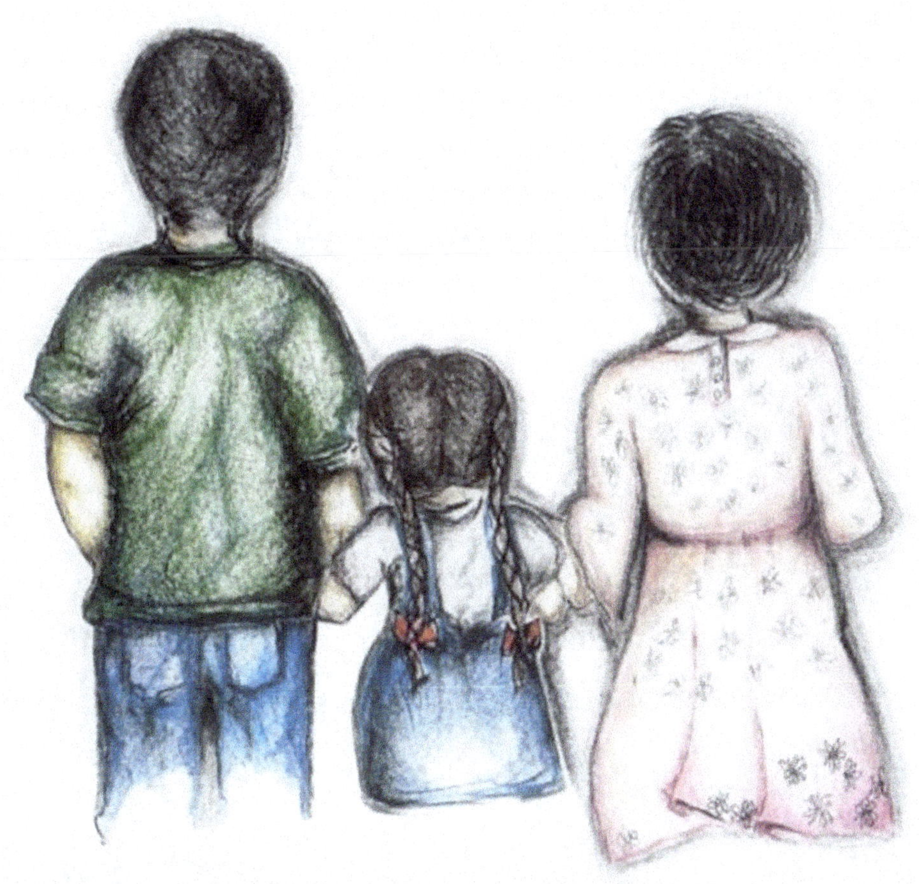

INDICE